全国中医药行业高等教育"十三五"规划教材
全国高等中医药院校规则教材（第十版）　配套用书

中药分析习题集

（供中药学、药学、中药分析、中药资源与开发等专业用）

主　审　梁生旺（广东药科大学）

主　编　王淑美（广东药科大学）
　　　　刘晓秋（沈阳药科大学）

副主编　（按姓氏笔画排序）
　　　　平欲晖（江西中医药大学）
　　　　冯素香（河南中医药大学）
　　　　单鸣秋（南京中医药大学）
　　　　赵碧清（湖南中医药大学）
　　　　徐文芬（贵州中医药大学）

中国中医药出版社
·北京·

图书在版编目（CIP）数据

中药分析习题集 / 王淑美，刘晓秋主编 .—北京：中国中医药出版社，2019.7（2022.5重印）

全国中医药行业高等教育"十三五"规划教材配套用书

ISBN 978 – 7 – 5132 – 5437 – 3

Ⅰ.①中…　Ⅱ.①王…　②刘…　Ⅲ.中药材 – 药物分析 – 中医学院 – 习题集　Ⅳ.① R284.1–44

中国版本图书馆 CIP 数据核字（2018）第 301480 号

中国中医药出版社出版

北京经济技术开发区科创十三街 31 号院二区 8 号楼

邮政编码　100176

传真　010–64405721

保定市西城胶印有限公司印刷

各地新华书店经销

开本 787 × 1092　1/16　印张 12　字数 257 千字

2019 年 7 月第 1 版　2022 年 5 月第 2 次印刷

书号　ISBN 978 – 7 – 5132 – 5437 – 3

定价　36.00 元

网址　www.cptcm.com

服 务 热 线　010–64405510

购 书 热 线　010–89535836

维 权 打 假　010–64405753

微信服务号　zgzyycbs

微商城网址　https://kdt.im/LIdUGr

官 方 微 博　http://e.weibo.com/cptcm

淘宝天猫网址　http://zgzyycbs.tmall.com

如有印装质量问题请与本社出版部联系（010–64405510）

全国中医药行业高等教育"十三五"规划教材 配套用书
全国高等中医药院校规则教材（第十版）

《中药分析习题集》编委会

前 言

　　为了全面贯彻落实《国家中长期教育改革和发展规划纲要（2010—2020年)》《关于医教协同深化临床医学人才培养改革的意见》，适应新形势下我国中医药行业高等教育教学改革和中医药人才培养的需要，在国家中医药管理局主持下，由国家中医药管理局教材建设工作委员会办公室、中国中医药出版社组织编写的"全国中医药行业高等教育'十三五'规划教材"（即"全国高等中医药院校规划教材"第十版）出版后，我们组织原教材编委会编写了与上述规划教材配套的教学用书——习题集和实验指导，目的是使学生对学过的知识进行复习、巩固和强化，以便提升学习效果。

　　习题集与现行的全国高等中医药院校本科教学大纲一致，与全国中医药行业高等教育"十三五"规划教材内容一致。习题覆盖教材的全部知识点，对必须熟悉、掌握的"三基"知识和重点内容以变换题型的方法予以强化。内容编排与相应教材的章、节一致，方便学生同步练习，也便于与教材配套复习。题型与各院校各学科现行考试题型一致，同时注意涵盖国家执业中医师、中西医结合医师资格考试题型。命题要求科学、严谨、规范，注意提高学生分析问题、解决问题的能力，临床课程更重视临床能力的培养。为方便学生全面测试学习效果，每章节后均附有参考答案。

　　实验指导在全国高等中医药院校本科教学大纲的指导下，结合各高等中医药院校的实验设备和条件，本着求同存异的原则，仅提供基本实验原理、方法与操作指导，相关学科教师可在实际教学活动中结合本校的具体情况，灵活变通，选择相关内容，使学生在掌握本学科基本知识、基本原理的同时，具备一定的实验操作技能。

　　本套习题集和实验指导供高等中医药院校本科生、成人教育学生、执业医师资格考试人员等与教材配套学习和复习应考使用。请各高等中医药院校广大师生在使用过程中，提出宝贵的修改意见，以便今后不断修订提高。

国家中医药管理局教材建设工作委员会

中国中医药出版社

2016 年 9 月

编写说明

本书是全国中医药行业高等教育"十三五"规划教材《中药分析》的配套用书。中药分析是一门理论与实践结合紧密的课程，为了配合该课程教学，并从培养学生自学能力需要出发编写了这本《中药分析习题集》。本习题集可作为全国高等院校中药学、药学、中药分析、中药资源与开发等专业学生学习的参考用书，也可用于硕士研究生入学考试备考。

《中药分析习题集》在编写过程中着重于理论联系实际，针对教学中的一些重点、难点进行了强化训练。紧密结合我国中药分析现状和学科研究前沿，突出中药分析特点，学生通过本书的习题可以更好地掌握中药分析的理论和方法。全书共十一章，与教材同步，包括绪论、中药分析基本程序、中药的鉴别、中药的检查、中药指纹图谱与特征图谱、中药的含量测定、中药各类化学成分分析、各类中药制剂分析、生物样品内中药成分分析、中药质量标准的制定及中药分析研究进展。

本书具有以下鲜明的特点：设计形式和内容编排体现基础性、科学性和实用性，知识结构和专业技能体现有效性、丰富性和实践性。本书紧扣全国中医药行业高等教育"十三五"规划教材《中药分析》，遵循教学大纲要求，精心设计，每章包括重点总结、习题和参考答案三部分。重点总结中列出本章节的知识点及重点内容，分析透彻，指导有力；习题部分有单项选择题、多项选择题、填空题、名词解释、简答题和论述题多种题型，覆盖全面，设计合理；参考答案提供了详细解答或解题思路，既巩固学习成果，又拓展思维，为进一步指导学生深入学习、提高分析问题和解决问题的能力奠定基础。

书中若存在错误和不足之处，恳请广大师生和读者提出宝贵意见，以便再版时修订提高。

《中药分析习题集》编委会
2019 年 5 月

目　录

第一章　绪论 ▷▷▷

重点总结

一、概述

1. 中药分析的任务和内容

（1）中药分析的任务：是运用现代分析技术，研究适合中药（药材、饮片、提取物及成品）质量控制和质量评价的分析方法，保证中药的有效性和安全性。

（2）中药分析的内容：涉及中药质量评价研究；中药质量控制体系研究；体内中药分析研究；中药分析新技术新方法研究；中药标准物质研究。

2. 中药分析的特点
①以中医药理论为指导原则，评价中药质量；②中药化学成分的多样性与复杂性；③中药质量的差异性和不稳定性；④中药杂质来源的多样性；⑤中药有效成分的非单一性。

3. 中药分析的发展趋势
①建立能控制中药有效性的分析体系；②中药分析方法向微量化、快速化发展；③有毒有害成分的检测；④个体化质量标准研究；⑤中药物质基础及标准物质研究；⑥整体特征指标研究。

二、药品标准

1. 药品标准的概念与分类
药品质量标准是指把反映药品质量特性的技术参数、指标明确规定下来，形成技术文件，规定药品质量规格和检验方法。我国药品质量标准体系包括国家标准、地方标准和其他标准。

2. 国家药品标准
我国现行的国家药品标准包括《中华人民共和国药典》、局（部）颁药品标准和药品注册标准。

（1）《中华人民共和国药典》：简称《中国药典》，是由国家食品药品监督管理部门组织国家药典委员会制定与颁布，具有国家法律效力的、记载药品标准及规格的法典。《中国药典》一经颁布实施，其同品种的上版标准或其原国家标准即同时停止使用。我国已出版了十版《中国药典》。《中国药典》2015 年版分为四部：一部收载中药，二部收载化学药品，三部收载生物制品，四部收载通则和药用辅料。《中国药典》各分册包括凡例、正文、索引部分。

（2）局（部）颁标准：是指《国家食品药品监督管理局标准》（简称《局颁标准》），属于国家药品标准。

3. 地方标准　主要包括省级药材标准、省级饮片标准、饮片炮制规范以及批准给特定医院的院内制剂标准。这些标准是国家药品标准体系的重要补充。

4. 其他标准　包括临床研究用药品质量标准、企业标准、行业标准等。

5. 主要国外药典

（1）《美国药典》：由美国药典委员会编制出版。目前最新版为 2016 年 USP 39-NF 34，于 2016 年 5 月 1 日起正式生效。

（2）《日本药局方》：由日本药局方编辑委员会编纂，分两部出版，第一部收载化学原料药及其制剂；第二部主要收载生药、家庭药制剂和制剂原料。

（3）《英国药典》：由英国药典委员会编辑出版。其最新的版本为 2014 版（即 BP2014）共 6 卷。

（4）《欧洲药典》：由欧洲药品质量管理局组织出版，是全球最具影响力的药典之一。《欧洲药典 8.0》包括两个基本卷，共 272 个植物药及其提取物、制剂。

（5）《国际药典》：是由世界卫生组织国际药典和药物制剂专家咨询小组编撰，由世界卫生大会批准出版。

三、中药分析课程的特点和主要内容

教材的主要内容包括中药分析基本程序、中药的鉴别、检查、含量测定以及指纹图谱、特征图谱的原理和方法；中药中各类成分分析；中药饮片、提取物及成方制剂分析；生物样品内中药成分分析；中药质量标准的制定及中药分析研究进展。通过本课程的学习，学生应能掌握中药分析的基本理论和实验技能，掌握、分析研究解决中药质量问题的一般规律，为将来继续学习和从事药品检验、生产、研发、经营管理等工作奠定基础。

习　题

一、单项选择题

1. 中药分析的任务是（　　）

　　A. 对中药的原料进行质量分析　　　　B. 对中药的提取物进行质量分析

　　C. 对中药制剂进行质量分析　　　　　D. 对中药的各个环节进行质量分析

2. 中药分析的意义是（　　）

　　A. 保证中药有效成分的含量

　　B. 保证中药质量稳定、疗效可靠和使用安全

　　C. 保证中药有毒有害成分合格

    D. 保证中药质量符合质量标准规定

3. 中药制剂分析的特点是（　　　）

    A. 制剂工艺的复杂性　　　　　　　　B. 化学成分的多样性和复杂性

    C. 中药材炮制的重要性　　　　　　　D. 多由大复方组成

4. 中医药理论在中药分析中的作用是（　　　）

    A. 指导合理用药　　　　　　　　　　B. 指导合理撰写说明书

    C. 指导制定合理的质量分析方案　　　D. 指导检测贵重药材

5. 中药制剂化学成分的多样性是指（　　　）

    A. 含有多种类型的有机物质

    B. 含有多种类型的无机元素

    C. 含有多种同系化合物

    D. 含有多种类型的有机和无机化合物

6. 中药分析的主要对象是（　　　）

    A. 中药制剂中的有效成分　　　　　　B. 有毒有害元素

    C. 中药制剂中的微量成分　　　　　　D. 中药制剂中的无机成分

7. 中药分析与化学药分析的主要区别是（　　　）

    A. 中药被测成分含量较高　　　　　　B. 影响中药含量测定的因素较少

    C. 中药被测成分含量较低、干扰较多　D. 中药成分简单

8. 中药质量标准应全面保证（　　　）

    A. 中药质量稳定和疗效可靠　　　　　B. 中药质量稳定和使用安全

    C. 中药质量稳定、疗效可靠和使用安全 D. 中药疗效可靠和使用安全

9. 中药的质量分析是指（　　　）

    A. 对中药的定性鉴别

    B. 对中药的鉴别、检查和含量测定等方面的评价

    C. 对中药的检查

    D. 对中药的含量测定

10. 中药分析中最常用的分析方法是（　　　）

    A. 光谱分析法　　　　　　　　　　　B. 化学分析法

    C. 色谱分析法　　　　　　　　　　　D. 电化学分析法

11.《中国药典》规定，室温（常温）温度系指（　　　）

    A. 0~10℃　　　　　　　　　　　　　B. 10~20℃

    C. 10~30℃　　　　　　　　　　　　　D. 20~30℃

12.《中国药典》规定，热水温度是指（　　　）

    A. 70~80℃　　　　　　　　　　　　　B. 60~80℃

    C. 65~85℃　　　　　　　　　　　　　D. 50~60℃

13.《中国药典》规定，温水温度是指（　　　）

A. 20~40℃   B. 30~50℃
C. 40~50℃   D. 50~60℃

14. 《中国药典》凡例中关于称重的精确度要求正确的是（　　）
    A. 称取2g，指称取量可为1.8~2.2g
    B. 称取2.0g，指称取量可为1.95~2.05g
    C. 称取2.00g，指称取量可为1.99~2.01g
    D. 称取0.1g，指称取量可为0.09~0.11g

15. 下列说法错误的是（　　）
    A. 精密称定指称取重量应准确至所取重量的千分之一
    B. 称取指称取重量应准确至所取重量的百分之一
    C. 精密量取系指量取体积的准确度应符合国家标准对体积的精度要求
    D. 取用量为"约"系指取用量不得超过规定量的±15%

二、多项选择题

1. 中药分析的任务包括（　　）
    A. 对中药材进行质量分析   B. 对成品进行质量分析
    C. 对中药提取物进行质量分析   D. 对有毒有害成分进行质量控制
    E. 中药成分的体内分析

2. 中药分析的特点有（　　）
    A. 以中医药理论为指导   B. 化学成分的多样性与复杂性
    C. 中药质量的差异性和不稳定性   D. 中药杂质来源的多样性
    E. 中药有效成分的非单一性

3. 中药分析的发展趋势有（　　）
    A. 建立能控制中药有效性的分析体系   B. 分析方法向微量化、快速化发展
    C. 有毒有害成分的检测   D. 个体化质量标准研究
    E. 中药物质基础及标准物质研究

4. 中药制剂中化学成分的复杂性包括（　　）
    A. 含有多种类型的有机和无机化合物   B. 含有多种类型的同系物
    C. 有些成分之间可生成复合物   D. 在制剂工艺过程中产生新的物质
    E. 药用辅料的多样性

5. 影响中药质量的因素有（　　）
    A. 原料药材的品种、规格不同   B. 原料药材的产地不同
    C. 原料药材的采收季节不同   D. 原料药材的产地加工方法不同
    E. 饮片的炮制方法不同

6. 中药分析研究的内容有（　　）
    A. 中药质量评价研究   B. 中药分析新技术、新方法的研究

  C. 中药质量控制体系研究　　　　　D. 体内中药分析研究

  E. 中药标准物质研究

7. 我国药品质量标准体系包括（　　　）

  A. 国家标准　　　　　　　　　　　B. 企业标准

  C. 地方标准　　　　　　　　　　　D. 临床研究用药品质量标准

  E. 推荐性标准

8. 药品的质量特性包括（　　　）

  A. 真实性　　　　　　　　　　　　B. 有效性

  C. 安全性　　　　　　　　　　　　D. 稳定性

  E. 均一性

9. 我国现行国家药品标准包括（　　　）

  A.《中国药典》　　　　　　　　　B. 道地药材标准通则

  C. 局颁标准　　　　　　　　　　　D. 药品注册标准

  E. 江苏省药材标准

10. 下列属于是质量标准正文中的内容有（　　　）

  A. 名称　　　　　　　　　　　　　B. 检查

  C. 性状　　　　　　　　　　　　　D. 鉴别

  E. 含量测定

三、填空题

1. 中药分析的意义是为了保证用药的_____、_____和_____。

2. 药品的基本属性是_____、_____和_____。

3. 国家药品标准包括_____、_____和_____。

4.《中国药典》的内容一般分为_____、_____、_____三部分。

5.《中华人民共和国药典》目前每_____年审议改版一次。

6. 药品质量标准体系分类中，根据药品标准的属性分为_____和_____。

7. 我国药品质量标准体系包括_____、_____和_____。

8.《中国药典》收载的药物及制剂要求是_____、_____和_____。

9.《中国药典》一经颁布实施，其同品种的上一版标准或其原国家标准将同时_____使用。

10.《中国药典》2015 年版分为_____部，一部收载_____，二部收载_____，三部收载_____。

11. 水浴温度，除另有规定外，均指_____。

12. 称重的精确度可根据数值的有效数位来确定，称取"2.00g"，系指称取量可为_____。

13. 标准物质包括_____、_____、_____和_____。

14. 药品的质量特性包括_____、_____、_____、_____、_____和
_____。

15. "精密称定"系指称取重量应准确至所取重量的_____。"称定"系指称取
重量应准确至所取重量的_____。

四、名词解释

1. 中药分析学
2. 药品
3. 药品质量标准
4. 国家药品标准
5.《中国药典》
6. 精密称定
7. 标准物质
8. 地方药品标准

五、简答题

1. 简述中药分析的任务。
2. 简述中药分析研究的内容。
3. 简述中药制剂有效成分非单一性的含义。
4. 简述中药杂质来源的多途径性。
5. 简述中药化学成分的多样性。
6. 简述《中国药典》凡例的作用。
7. 简述《中国药典》正文包括的主要内容。
8. 简述中药分析的发展趋势。
9. 简述《中国药典》现行版本的年代、分类及包括的主要内容。
10. 简述《中国药典》2015 年版（一部）编写的特点。

六、论述题

1. 试述中医药理论在中药制剂质量分析中的作用和地位。
2. 试述中药分析的主要特点。
3. 试述中药材质量对中药制剂质量可能产生的影响。
4. 试述中药化学成分的多样性和复杂性包括的内容。
5. 试述中药对照品在中药分析中的作用。
6. 试述检测中药中的多指标性成分的意义。

参考答案

一、单项选择题

1. D 2. B 3. B 4. C 5. D 6. A 7. C 8. C 9. B 10. C
11. C 12. A 13. C 14. B 15. D

二、多项选择题

1. ABCDE 2. ABCDE 3. ABCDE 4. ABCD 5. ABCDE 6. ABCDE
7. ABCD 8. ABCDE 9. ACD 10. ABCDE

三、填空题

1. 质量稳定；疗效可靠；使用安全

2. 可控；安全；有效

3. 中国药典；局颁标准；药品注册标准

4. 凡例；正文；索引

5. 5

6. 强制性标准；推荐性标准

7. 国家标准；地方标准；行业标准等

8. 疗效确切；副作用小；质量稳定

9. 停止

10. 四；中药；化学药品；生物制品

11. 98 ~ 100℃

12. 1. 995 ~ 2. 005

13. 标准品；对照品；对照药材；参考品

14. 真实性；有效性；安全性；稳定性；均一性；经济性

15. 千分之一；百分之一

四、名词解释

1. 中药分析学：中药分析是以中医药理论为指导，运用现代科学理论和技术（包括化学、物理学、生物学和微生物学等），研究中药质量评价与控制的一门学科，是中药类专业的专业课程和核心课程，是中药学科中的一个重要组成部分。

2. 药品：药品是一种特殊的商品，其真伪优劣，既直接影响临床治疗和疾病预防的效果，又密切关系到人民健康与生命安危。

3. 药品质量标准：把反映药品质量特性的技术参数、指标明确规定下来，形成技术文件，规定药品质量规格和检验方法，就是药品质量标准。

4. 国家药品标准：国家药品标准（National drug standards）是国家为保证药品质量，对药品的质量指标、检验方法和生产工艺等所做的技术规定，是药品研究、生产、经营、使用及监督管理等各环节必须共同遵守的，具有强制性的技术准则和法定依据。

5.《中国药典》：《中华人民共和国药典》简称《中国药典》（Pharmacopoeia of the People's Republic of China，英文简称为 Chinese Pharmacopoeia，缩写为 ChP），是由国家食品药品监督管理部门组织国家药典委员会，依据《中华人民共和国药品管理法》组织制定和颁布，具有国家法律效力的、记载药品标准及规格的法典。

6. 精密称定：系指称取重量应准确至所取重量的千分之一。

7. 标准物质：药品标准物质是指供药品标准中物理和化学测试及生物方法试验用，具有确定特性量值，用于校准设备、评价测量方法或者给供试药品赋值的物质，包括标准品、对照品、对照药材、参考品。

8. 地方药品标准：对没有国家标准，且需要在省、自治区、直辖市范围内统一的药品，可以由其食品药品监督管理部门组织制定地方标准，主要包括省级药材标准、省级饮片标准、饮片炮制规范以及批准给特定医院的院内制剂标准。

五、简答题

1. 中药分析的任务是运用现代分析技术，研究适合中药（药材、饮片、提取物及成品）质量控制和质量评价的分析方法，分析中药的有效物质及有毒有害成分，制定质量标准，评价质量优劣，分析体内过程，保证中药的有效性和安全性。

2. 中药分析研究的内容涉及质量标准评价研究、体内中药分析、中药分析方法学研究、中药质量控制体系研究、中药的生产过程分析与质量控制、中药分析标准物质研究等。

3. 中药制剂的产生疗效不是某一成分作用的结果，也不是某些成分作用的加和，而是各成分之间的协同作用，所以某单一成分的含量高低并不一定与其临床作用效果具有简单的线性关系。

4. 中药的杂质来源很多，可由生产过程中带入，也可由原药材中带入，如药材中非药用部位及未除净的泥沙；药材中所含的重金属及残留农药；包装、保管不当发生霉变、走油、泛糖、虫蛀等产生的杂质；洗涤原料的水质二次污染等途径均可引入杂质。

5. 任何一种中药的化学成分都十分复杂，包括各类型的有机和无机化合物，单味药本身就是一个混合物，由几味以至几十味药组成的中药制剂所含成分更为复杂，有些化学成分还会相互影响，使复方中的成分较单味药含量发生较大变化，给质量分析增加难度。由于中药中成分众多，各成分之间相互作用，有时可能还会生成一些稳定、亚稳定的复杂化合物，给分析测定带来更大的困难。在一个溶剂提取的分析部位中往往含有众多性质相似的化合物，需要经过复杂的分离、净化过程，才可用于分析测定，这些分离净化过程要最大限度地保留欲测定成分，除去非测定成分，使测定结果准确地反映中药制剂的质量。

6. 现行版《中国药典》的内容分三部分，即凡例、正文、索引。凡例是解释和正确使用《中国药典》进行质量检定的基本指导原则，对一些与标准有关的、共性的、需要明确的问题以及采用的计量单位、符号、术语等，用条文加以规定，以帮助理解和掌握药典正文，也避免在药典正文中重复说明。凡例中的有关规定具有法定的约束力。

7. 《中国药典》正文包括品名、来源、处方、制法、性状、鉴别、检查、浸出物、含量测定、性味与归经、功能与主治、用法与用量、注意、规格、贮藏和制剂等内容。

8. 建立能控制中药有效性的分析体系；中药分析方法向微量化、快速化发展；有毒有害成分的检测；个体化质量标准研究；中药物质基础及标准物质研究；整体特征指标研究。

9. 《中国药典》2015 年版分为四部。一部收载中药，二部收载化学药品，三部收载生物制品，四部收载通则和药用辅料。

10. ①药典标准体系更加完善；②收载品种显著增加；③药品安全控制力度大幅提升；④药品有效性控制进一步完善；⑤药用辅料标准水平显著提高。

六、论述题

1. 按照中医药理论，中药制剂的组方原则有君、臣、佐、使之分，君药是针对主病或主证起主要治疗作用的药物，其次是臣药，是辅助君药治疗主病或主证的重要药物。在进行质量分析时，要按照中医药理论进行组方分析，按功能主治分出君、臣、佐、使药味，选择合适的化学成分指标和检测方法，对君药和臣药进行质量控制，才能保证药物的质量和临床疗效，否则只抓住佐、使药的研究和分析，不能达到合理和满意的结果。

2. 中药成分复杂，有效成分多，杂质多，含量差异大，作用复杂。中药特定的生长环境、采收时间、加工炮制方法以及贮藏条件等问题也对中药质量产生影响。其主要特点主要包括以下几点：①以中医药理论为指导原则评价中药质量，在进行质量分析时，首先进行组方分析，按功能主治分出君、臣、佐、使药味，选择合适的化学成分为指标来评价中药制剂的质量。②中药化学成分的多样性与复杂性，由于同类成分的存在，成分之间的相互干扰，使分析测定更加困难。③中药质量的差异性和不稳定性，原药材的品种、规格、产地、药用部位、采收季节、加工炮制方法等存在着差异，也影响着中药制剂的质量。④中药杂质来源的多样性，表现在中药的杂质来源要比化学药复杂得多，如药材中非药用部位及未除净的泥沙；药材中所含的重金属及残留农药；包装、保管不当发生霉变、走油、泛糖、虫蛀等产生的杂质。所以中药易含有较高的重金属、砷盐、残留农药等杂质。⑤中药有效成分的非单一性，表现在中药制剂产生的疗效不是某单一成分作用的结果，所以检测某单一物质，并不能完全反映其内在质量。

3. 中药制剂所用原药材来源广泛，质量差异较大，如原药材的品种、规格、药用部位、采收季节、加工方法、饮片炮制工艺等的差别，都将对成品的质量产生较大的影响。只有将这些影响因素加以规范，如采用规范化种植的药材，有严格的质量控制标准的炮制饮片，才可保证中药制剂产品的质量稳定、疗效可靠。

4. 中药制剂中所含成分众多，有些成分之间还会相互影响，含量发生较大变化；有些含有众多的同系物，给分离分析带来较大困难；有些成分在制剂工艺过程中会发生较大的变化，如生成沉淀、发生降解、分解等，使含量降低；有些成分之间会生成复杂的复合物，其理化性质发生较大变化。从中药制剂中所含成分的种类来看，也非常广泛而复杂，如生物碱类、黄酮类、苷类、有机酸类、蒽类、醌类等，在这些成分中有些属于有效成分，有些属无效物质，所有这些构成了一个复杂的整体。

5. 由于中药制剂中含有复杂的化学成分，且含量高低差异较大，故用一般的化学分析法难以起到满意的测试效果，多采用仪器分析法进行分析，但仪器分析法大多需要用对照品进行随行标准对照分析，其优点是可克服分析条件不稳定带来的测试误差，应用对照品可从复杂的混合物中检出欲测定成分，并对其进行定性定量分析，制备可供定性定量用的对照品，以大大提高中药制剂质量标准化水平。

6. 中药制剂中有效物质不是某单一成分，目前的质量控制模式是借鉴化学药品的质量控制模式，选定某一成分建立定性定量标准。虽然中药制剂疗效不是某一个成分发挥作用的结果，但这种控制方法也可起到控制产品的均一性和稳定性的作用。中药制剂是多组分、多靶点作用的综合结果，所以测定的成分越多，越有利于控制中药制剂的内在质量，这样可增加质量控制的覆盖面，又可克服药材中所含若干种成分多少无固定比例规律的缺陷。

第二章　中药分析基本程序 ▷▷▷▷

重点总结

药品检验的基本工作程序可分为取样及样品处理、检验（主要包括性状观察、鉴别、检查、含量测定）、记录和书写检验报告等。

一、取样

取样是中药分析的首要环节，取样必须具有科学性、真实性和代表性，做到均匀、合理。

1. 抽样

（1）概念：从欲分析或待检整体中抽取一部分样品单位的过程。

（2）抽样的目的：是根据被抽取样品单位的分析研究结果，估计和推断全部样品特性。

（3）抽样方法：分为随机抽样法、偶遇性抽样方法、针对性抽样。

2. 抽取样品数量　同批药材和饮片包件中抽取样品的原则是：总包数不足5件的，逐件取样；包数为5~99件的，随机抽取5件取样；包数为100~1000件的，按5%取样；超过1000件的，超过部分按1%取样；贵重药材和饮片，不论包件多少均逐件取样；制剂一般为3倍全检量，贵重药品为2倍全检量，每个全检量至少3个最小包装。

3. 留样时间

（1）抽验样品的留样时间：一般检验不合格产品保存至有效期；国内合格产品、医院制剂保存3个月，中药材和药包材保存6个月，其他保存12个月。对于剧毒药品、放射性样品、大型医疗器械、细胞等特殊样品，或易腐败、霉变、挥发及开封后质量无保障等无法长期保存的样品，可不留样。

（2）生产单位留样时间：均要求具有标签，原辅料一般保存到最后一批使用的成品到达有效期后1年。易挥发和危险的液体样品可不用留样；成品的留样必须使用其商业包装，一般留样数量为3倍全检量，保存期为效期后1年；印字包材和直接接触药品的初级包材可与实验记录一起保存同样的时间。

二、供试品溶液的制备

供试品制备的原则是最大限度地保留被测定成分，除去干扰物质。样品处理的主要作用有：①将被测成分有效地从样品中释放出来，并制成便于分析测定的稳定试样。②除去杂质、纯化样品，以提高分析方法的重现性和准确度。③富集浓缩或进行衍生化，以测定低含量被测成分。提高检测器的灵敏度及方法的选择性。④使试样的形式及所用溶剂符合分析测定的要求。

1. 样品的粉碎

目的：使所取样品均匀而有代表性，提高测定结果的精密度和准确度，能快速而充分地提取样品中的被测组分。

2. 样品的提取

（1）溶剂提取法：溶剂的选择应遵循"相似相溶"原则。选择溶剂的原则是对被测成分溶解度大，而对杂质溶解度小；所选溶剂不能与被测成分发生化学反应，溶剂价廉，使用安全。溶剂提取法又可分为浸渍法、回流提取法、连续回流提取法、超声辅助提取法、加速溶剂萃取法、微波辅助萃取法。

（2）水蒸气蒸馏法：适用于具有挥发性、能随水蒸气蒸馏而不被破坏、在水中稳定且难溶或不溶于水的药材成分的提取。

（3）升华法：适用具有升华性质的成分。

（4）其他方法：超临界流体萃取法、加压液体萃取、亚临界水萃取、半仿生提取、酶法提取、高压逆流提取、亚临界水提取等。

3. 样品的净化与富集　净化的原则是除去对测定有干扰的杂质，不损失被测定成分。净化分离方法设计的依据是被测定成分和杂质在理化性质上的差异，同时结合所要采用的测定方法综合考虑。净化的方法分为液－液萃取法、色谱法、沉淀法、盐析法、微萃取技术。微萃取技术（microextraction）可以分为固相微萃取技术（solid phase microextraction，SPME）和液相微萃取技术（liquid phase microextraction，LPME）两种。

4. 样品的消解　大量有机物的存在，会严重干扰中药中的无机元素测定，因此必须采用合适的方法破坏这些有机物质。常用的试样破坏方法有湿法消化、干法消化、高压消解、微波消解等。湿法消化法常用方法有硝酸－高氯酸法、硝酸－硫酸法、硫酸－硫酸盐法等；干法消化是将有机物灼烧灰化以达到分解的目的，常用无水 Na_2CO_3 或轻质 MgO 等以助灰化；高压消解是在密闭情况下高温、高压进行的湿法消解过程，消解液通常为混酸或混酸加氧化剂；微波消解是利用微波的穿透性和激活反应能力加热密闭容器内的试剂和样品，压力增加，反应温度提高。

5. 样品的衍生化　样品的衍生化的作用主要是把难于分析的物质转化为与其化学结构相似但易于分析的物质。目的是提高样品检测的灵敏度；改善样品混合物的分离度；适合于进一步做结构鉴定或分析。

三、样品的分析

1. 鉴别　是指鉴别药材、饮片真伪的方法，包括经验鉴别、显微鉴别、理化鉴别。薄层色谱法在中药鉴别中应用最为广泛，指纹图谱、特征图谱也可作为鉴别的依据，

2. 检查　是对药材、饮片的含水量、纯净程度、有害或有毒物质、浸出物进行的限量或含量检查，包括安全性、有效性、均一性和纯度等方面。

3. 含量测定　含量测定是指用化学、物理或生物的方法，对药材含有的有效成分、指标成分或类别成分进行测定，以评价其内在质量的项目和方法。

四、原始记录和检验报告

1. 原始记录　原始记录要真实、完整、清晰、具体。书写报告时文字要简洁，内容要完整，结论要明确。内容一般包括检品信息（供试药品名称、来源、批号、数量、规格）、取样方法、外观性状、包装情况、检验目的、检验方法及依据、收到日期、报告日期、检验中观察到的现象、检验数据、检验结果、结论等。

2. 检验报告　检验报告要文字简洁，内容完整，结论明确。主要内容一般包括：检品信息（检品名称、批号、规格、数量、来源、包装情况）、检验目的、检验项目（定性鉴别、检查、含量测定等）、标准依据、取样日期、报告日期、检验结果（应列出具体数据或检验结果）、检验结论等。

习　题

一、单项选择题

1. 中药材总件数是 101 件，根据抽取样品的原则，取样时应抽取的件数为（　　）
   A. 5　　　　　　　　B. 6　　　　　　　　C. 11　　　　　　　　D. 10

2. 通常不用混合溶剂提取的方法是（　　）
   A. 冷浸法　　　　　　　　　　　　B. 回流提取法
   C. 连续回流提取法　　　　　　　　D. 超声提取法

3. 原辅料一般保存到最后一批使用的成品效期后（　　）
   A. 1 年　　　　　　B. 2 年　　　　　　C. 3 年　　　　　　D. 1.5 年

4. 中药鉴别中应用最为广泛的鉴别方法为（　　）
   A. 紫外光谱法　　　　　　　　　　B. 薄层色谱法
   C. 高效液相色谱法　　　　　　　　D. 气相色谱法

5. 中药的检查包括的范围是（　　）
   A. 安全性、有效性、均一性　　　　B. 均一性和纯度
   C. 安全性、有效性　　　　　　　　D. 安全性、有效性、均一性和纯度

6. 中药粉碎后过筛时，对于通不过筛孔的部分颗粒的处理方法是（　　）
   A. 可以弃去
   B. 决不能丢弃，应将其并入已过筛的试样中
   C. 要反复粉碎或研磨，让其全部通过筛孔

　　　D. 其他

7. 中药分析中最常用的提取方法是（　　　）
　　　A. 溶剂提取法　　　　　　　　　B. 煎煮法
　　　C. 升华法　　　　　　　　　　　D. 超临界流体萃取

8. 中药质量分析是指（　　　）
　　　A. 对中药的定性鉴别
　　　B. 对中药的鉴别、检查和含量测定等方面的评价
　　　C. 对中药的检查
　　　D. 对中药的含量测定

9. 取样的原则是（　　　）
　　　A. 具有一定的数量　　　　　　　B. 在效期内取样
　　　C. 均匀合理　　　　　　　　　　D. 不能被污染

10. 粉末状样品的取样方法是（　　　）
　　　A. 抽取样品法　　　　　　　　　B. 圆锥四分法
　　　C. 稀释法　　　　　　　　　　　D. 抽取样品法和圆锥四分法

11. 用于样品净化的方法是（　　　）
　　　A. 高效液相色谱法　　　　　　　B. 气相色谱法
　　　C. 超声提取法　　　　　　　　　D. 固相萃取法

12. 无需过滤除药渣操作的提取方法是（　　　）
　　　A. 冷浸法　　　　　　　　　　　B. 回流提取法
　　　C. 超声提取法　　　　　　　　　D. 连续回流提取法

13. 对水溶液样品中的挥发性被测成分进行净化的常用方法是（　　　）
　　　A. 沉淀法　　　　　　　　　　　B. 蒸馏法
　　　C. 直接萃取法　　　　　　　　　D. 微柱色谱法

14. 对直接萃取法错误的描述是（　　　）
　　　A. 它通常是通过多次萃取来达到分离净化的
　　　B. 根据被测组分疏水性的相对强弱来选择适当的溶剂
　　　C. 常用的萃取溶剂有 $CHCl_3$、CH_2Cl_2、$CH_3COOC_2H_5$ 和 Et_2O 等
　　　D. 萃取弱酸性成分时，应调节水相的 $pH = pK_a + 2$

15. 用离子对萃取法萃取生物碱成分时，水相的 pH 值偏低（　　　）
　　　A. 有利于生物碱成盐　　　　　　B. 有利于离子对试剂的离解
　　　C. 不利于离子对的形成　　　　　D. 有利于离子对的萃取

二、多项选择题

1. 抽样的方法有（　　　）
　　　A. 随机抽样法　　　　　　　　　B. 多点抽样法

C. 偶遇性抽样方法　　　　　　D. 针对性抽样

E. 单一抽样法

2. 抽验后可不留样的品种是（　　）

A. 剧毒药品　　　　　　　　　B. 放射性样品

C. 大型医疗器械、细胞等特殊样品　　D. 易腐败、霉变、挥发的样品

E. 开封后质量无保障的样品

3. 试样分析前处理进行粉碎的目的是（　　）

A. 使取样品均匀而有代表性　　B. 提高精密度和准确度

C. 提高生物利用度

D. 能快速而充分地提取样品中被测组分

E. 使试样体积变小

4. 原始记录和实验报告的内容均包括（　　）

A. 供试药品名称、来源、批号、数量、规格

B. 检验目的、检验项目　　　　C. 标准依据

D. 检验结果　　　　　　　　　E. 检验中观察到的现象、检验数据

5. 湿法消化法常用方法有（　　）

A. 硝酸 – 高氯酸法　　　　　　B. 硝酸 – 硫酸法

C. 碳酸氢钠法　　　　　　　　D. 双氧水法

E. 硫酸 – 硫酸盐法

6. 中药分析中采用的提取方法有（　　）

A. 冷浸法　　　　　　　　　　B. 超声提取法

C. 回流提取法　　　　　　　　D. 微柱色谱法

E. 水蒸气蒸馏法

7. 超声提取法的主要特点包括（　　）

A. 提取对热不稳定的样品　　　B. 提取杂质少

C. 提取效率高　　　　　　　　D. 提取的选择性较高

E. 提取速度快

8. 中药分析中常用的净化方法有（　　）

A. 液 – 液萃取法　　　　　　　B. 微柱色谱法

C. 沉淀法　　　　　　　　　　D. 蒸馏法

E. 超临界流体萃取法

9. 用沉淀法净化样品时，必须注意事项有（　　）

A. 过量的试剂若干扰被测成分的测定，则应设法除去

B. 被测成分应不与杂质产生共沉淀而损失

C. 被测成分生成的沉淀，在分离后可重新溶解或可直接用重量法测定

D. 所有杂质必须是可溶的

E. 所用沉淀剂必须具有挥发性

10. 中药样品处理的程序一般包括（　　　）

A. 样品的分析　　　　　　　B. 样品的粉碎

C. 样品的提取　　　　　　　D. 样品的浓缩

E. 样品的净化

三、填空题

1. 取样必须具有_____、_____、_____，做到均匀、合理。

2. 成品的留样必须使用其商业包装，一般留样数量为_____倍全检量，保存期为效期后_____年。

3. 供试品制备的原则是_____。

4. 溶剂提取法又可分为_____、_____、_____、_____、_____。

5. 溶剂提取法中溶剂的选择应遵循_____原则。

6. 净化的方法分为_____、_____、_____、_____、_____。

7. 样品提取后，提取液的浓缩蒸干方法主要有_____、_____、_____。

8. 键合相硅胶作 LSE 纯化时，一般操作程序为_____、_____、_____。

9. 测定中药中的无机元素时，为除去有机物质的干扰，常用的破坏方法是_____、_____。

10. 原始记录要求_____、_____、_____、具体。

四、名词解释

1. 抽样

2. 固相微萃取技术

3. 液相微萃取技术

4. 消解

五、简答题

1. 简述药品检验的基本工作程序。

2. 试比较冷浸法、回流提取法和连续回流提取法的主要优缺点。

3. 简述净化的原则及净化分离方法设计的依据。

4. 简述样品前处理常用的破坏方法的种类。

5. 简述有些样品分析前需衍生化处理的原因及衍生化的作用。

6. 简述固相微萃取法和液相微萃取法的优缺点。

7. 简述原始记录一般包括的主要内容。

8. 简述检验报告包括的主要内容。

六、论述题

1. 试述样品处理的一般步骤及其每个步骤的作用。
2. 试论述试样破坏的方法及其特点。

参考答案

一、单项选择题

1. B　2. C　3. A　4. B　5. D　6. C　7. A　8. B　9. C　10. D
11. D　12. D　13. B　14. D　15. A

二、多项选择题

1. ACD　2. ABCDE　3. ABD　4. ABCD　5. ABE　6. ABCE　7. CE
8. ABCD　9. ABC　10. BCDE

三、填空题

1. 科学性；真实性；代表性
2. 3；1
3. 最大限度地保留被测定成分，除去干扰物质
4. 浸渍法；回流提取法；连续回流提取法；超声辅助提取法；加速溶剂萃取法；微波辅助萃取法
5. "相似相溶"
6. 液 – 液萃取法；色谱法；沉淀法；盐析法；微萃取技术
7. 常压或减压蒸发；自然挥干或 N_2 气流吹干；冷冻干燥
8. 柱的活化；上样；清洗；洗脱
9. 湿法破坏；干法破坏
10. 真实；完整；清晰

四、名词解释

1. 抽样是指从欲分析或待检整体中抽取一部分样品单位的过程。
2. 固相微萃取技术，缩写为 SPME，是一种样品前处理技术，由一根涂布多聚物固定相的熔融石英纤维从液态或气态基质中萃取待测物，并直接与气相色谱或高效液相色谱仪联用，在进样口（气相色谱即为气化室）将萃取的组分解吸附后进行色谱分离检测。

3. 液相微萃取（LPME）是一种样品前处理技术，是根据液 - 液萃取原理，基于分析物在样品及小体积的有机溶剂（或受体）之间平衡分配的过程，用微量（一般只需几微升或十几微升）有机溶剂实现对目标化合物富集、纯化。

4. 消解是将样品与酸、氧化剂、催化剂等共置于回流装置或密闭装置中，加热分解并破坏有机物的一种方法。

五、简答题

1. 取样及样品处理、检验（主要包括性状观察、鉴别、检查、含量测定）、记录和书写检验报告等。

2. 冷浸法操作简单，适合于热不稳定的样品，且提取杂质少，但耗时长。回流提取法提取效率高于冷浸法，且可缩短提取时间，但提取杂质较多，对热不稳定或具有挥发性的成分不宜使用。连续回流提取法又称索氏提取法，本法提取效率高，所需溶剂少，操作简便，但受热易分解的成分不宜使用。

3. 净化的原则是除去对测定有干扰的杂质，不损失被测定成分。净化分离方法设计的依据是被测定成分和杂质在理化性质上的差异，同时结合所要采用的测定方法综合考虑。

4. 常用的试样破坏方法有湿法消化、干法消化、高压消解、微波消解等。

5. 样品的衍生化的作用主要是把难于分析的物质转化为与其化学结构相似但易于分析的物质；目的是提高样品检测的灵敏度；改善样品混合物的分离度；适合于进一步做结构鉴定或分析。

6. 固相微萃取法的优点是集萃取、浓缩、进样于一身，样品用量小、选择性好、灵敏度高、重现性好、无需使用有机溶剂等，不足之处是萃取头使用寿命短，成本较高；液相微萃取法使用有机溶剂少，与固相微萃取法相比，具有分析时间短、成本低、富集倍数高等优点。

7. 原始记录内容一般包括：检品信息（供试药品名称、来源、批号、数量、规格）、取样方法、外观性状、包装情况、检验目的、检验方法及依据、收到日期、报告日期、检验中观察到的现象、检验数据、检验结果、结论等。

8. 检验报告主要内容一般包括：检品信息（检品名称、批号、规格、数量、来源、包装情况）、检验目的、检验项目（定性鉴别、检查、含量测定等）、标准依据、取样日期、报告日期、检验结果（应列出具体数据或检验结果）、检验结论等。

六、论述题

1. 样品处理的一般步骤是粉碎、提取、净化和富集，必要时需要对试样进行消解和衍生化。粉碎的目的是保证所取样品均匀而有代表性，提高测定结果的精密度和准确度，使样品中的被测组分能更快地完全提取出来；提取是选用合适的方法将样品中的被测成分从试样中分离出来；净化的作用是除去提取物中的"杂质"，但不能使欲测成分的含量受到影响；为适合分析灵敏度要求，需要将试样进行富集浓缩，以利于低含量成分的测定；当测定中药中的无机元素时，由于大量有机物的存在，会严重干扰测定，须采用合适的方法破坏这些有机物质；样品的衍生化的作用主要是把难于分析的物质转化为与其化学结构相似但易于分析的物质，以提高方法的灵敏度和选择性，便于进一步做结构鉴定或分析。

2. 试样的破坏是将样品与酸、氧化剂、催化剂等共置于回流装置或密闭装置中，加热分解并破坏有机物的一种方法。常用的破坏方法有湿法消化、干法消化、高压消解、微波消解等。

湿法消化方法可分为硝酸 – 高氯酸法、硝酸 – 硫酸法、硫酸 – 硫酸盐法。硝酸 – 高氯酸法破坏能力强，反应较剧烈，适用于血、尿、生物组织等生物样品和含动植物药的破坏，经破坏后所得无机金属离子均为高价态，但该法对含氮杂环类有机物破坏不够完全；硝酸 – 硫酸法适用于大多数有机物质的破坏，无机金属离子均氧化成高价态，但能与硫酸形成不溶性硫酸盐的金属离子的测定不宜采用此法；硫酸 – 硫酸盐法破坏所得金属离子，多为低价态，常用于含砷或锑的有机样品的破坏，破坏后得到三价砷或三价锑。

干法消化是将有机物灼烧灰化以达到分解的目的，将适量样品置于瓷坩埚、镍坩埚或铂坩埚中，常加无水 Na_2CO_3 或轻质 MgO 等以助灰化，混匀后，先小火加热，使样品完全炭化，然后放入高温炉中灼烧，使其灰化完全即可。该法不适用于含易挥发性金属（如汞、砷等）有机样品的破坏。

高压消解是把样品和消解液（通常为混酸或混酸 + 氧化剂）置于合适的容器中，再将容器装在保护套中，在密闭情况下高温、高压下进行试样分解。优点是无需消耗大量酸，降低了测定空白，将复杂基体完全溶解，避免挥发性待测元素的损失。

微波消解是利用微波的穿透性和激活反应能力加热密闭容器内的试剂和样品，使制样容器内压力增加，反应温度提高。从而大大提高了反应速率，缩短样品制备的时间，并且可控制反应条件，使制样精度更高，减少对环境的污染和改善实验人员的工作环境。适用于大部分样品。

第三章　中药的鉴别 ▷▷▷▷

重点总结

中药鉴别是指运用一定的分析方法和技术，检验中药的真伪，主要包括性状鉴别、显微鉴别、理化鉴别和生物鉴别等方法。

一、性状鉴别

性状鉴别是对中药的形状、形态、颜色、气味、质地等外观性状及物理常数进行鉴别。属于经验鉴别，具有操作简单、鉴别迅速、易行实用的特点。

物理常数反映药品的纯度，包括相对密度、馏程、熔点、凝点、旋光度、折光率和pH 值等。中药性状鉴别要求见表 3–1。

表 3–1　中药的性状描述

中药的类别		性质	外观	物理常数
药材和饮片		完整药材和加工炮制后的饮片特征	形状、大小、表面（色泽与特征）、质地、断面（折断面或切断面）及气味	
提取物	粗提物	以水或醇为溶剂经提取制成的流浸膏、浸膏或浸膏粉	颜色、气味	流浸膏需要测定相对密度
	有效部位	含有一类或数类成分的有效部位或组分，含量50%以上	颜色、形状、气味	溶解度、相对密度、馏程、熔点、凝点
	挥发油和油脂	压榨或提取制成的油状物	颜色、气味	溶解度、相对密度、折光率、比旋度
	有效成分	有效成分含量90%以上	颜色	溶解度、熔点、比旋度
制剂		去除包装后，成品的外观和内容物	形态、颜色、气味	熔点、溶解度、相对密度、折光率

二、显微鉴别

显微鉴别是指用显微镜对药材（饮片）切片、粉末、解离组织或表面制片及含饮片粉末的制剂中饮片的组织、细胞或内含物等特征进行鉴别的方法。该法操作简便、直观、耗费少，适于外形不易鉴定、破碎呈粉末状的药材或饮片，以及饮片粉末入药的制剂。

选取制剂中各药味显微特征时要考虑选择在该处方中有专一性、并尽可能将处方外的药材排除。要选择与处方中其他药味无交叉干扰的显微特征作为鉴别依据（制片 5 张，可检出规定特征的应不少于 3 张，镜检出现概率达到 60%）。中药制剂的显微制片方法必须按不同剂型经过适当处理后装片观察。

三、理化鉴别

理化鉴别是利用中药所含化学成分或成分群的某些理化性质，通过化学反应或光谱法、色谱法等现代分析方法和技术检测中药中的某些成分，判断其真伪。常用的方法有化学反应法、显微化学法、光谱法、色谱法以及指纹图谱和特征图谱鉴别技术。

1. 化学反应鉴别法 利用中药中特定的化学成分与适宜试剂发生反应，根据产生的颜色变化或生成沉淀等现象，判断该药味或成分（群）的存在，来评价该中药的真实性。应使用专属性强的化学反应；分析前应对样品进行前处理除去干扰；在制定中药质量标准时，要采用阴、阳性双对照，防止假阳性和假阴性。

2. 显微化学鉴别法 将中药粉末、切片或浸出液少量置于载玻片上，滴加适宜的化学试液，在显微镜下观察化学反应结果，鉴别中药的真伪，也可以鉴别细胞壁和细胞内含物的性质。细胞壁的性质鉴别要求见表 3－2，细胞内含物的性质鉴别要求见表 3－3。

表 3－2 细胞壁的性质鉴别

细胞壁性质	试液剂	现象
木质化	间苯三酚试液、盐酸	红色或紫红色
木栓化或角质化	苏丹Ⅲ试液	橘红色至红色
纤维素	氯化锌碘试液；或先加碘试液，再加硫酸溶液	蓝色或紫色
硅质化	硫酸	无变化

表 3－3 细胞内含物的性质鉴别

内含物性质	试液	现象
淀粉粒，观察	①碘试液	显蓝色或紫色
	②甘油醋酸试液，置偏光显微镜下观察	未糊化的淀粉粒显偏光现象，已糊化的无偏光现象
糊粉粒	①加碘试液	显棕色或黄棕色
	②加硝酸汞试液	砖红色
脂肪油、挥发油或树脂	①加苏丹Ⅲ试液	橘红色、红色或紫红色
	②加 90% 乙醇	脂肪油不溶解（蓖麻油及巴豆油例外），挥发油溶解

续表

内含物性质	试液	现象
菊糖	10% α-萘酚乙醇溶液，再加硫酸	紫红色并很快溶解
黏液	钌红试液	红色
草酸钙结晶	①稀盐酸	溶解而无气泡发生
	②硫酸溶液（1→2）	逐渐溶解，析出针状硫酸钙结晶
碳酸钙结晶	稀盐酸	溶解，同时有气泡发生
硅质	硫酸	不溶解

3. 光谱鉴别法　利用中药样品特定的光谱特征，判断中药真伪的分析方法。包括荧光法、紫外-可见光谱法、红外光谱法、X射线衍射法等。

（1）荧光法：是利用中药中的某些化学成分（具有共轭双键体系及芳香环分子，如黄酮、蒽醌等）在可见、紫外光的照射下能产生一定颜色的荧光，作为中药鉴别的依据，灵敏度高。

（2）紫外-可见光谱法：含有芳香族或不饱和共轭结构的成分，在紫外-可见光区产生的吸收光谱特征作为鉴别依据。该法简便、快速，但特征性和专属性较差，需要前处理除去干扰成分，或采用紫外光谱组法提高其专属性。

（3）红外光谱法：利用中药各化学成分相对稳定、样品处理方法一致，其红外光谱也相对稳定地呈现的多组分混合物的红外光谱特征鉴别中药。

近红外光谱结合化学模式识别法应用于中药分析快速鉴别，重现性好、可在线分析，还可用于中药的真伪鉴别、判断药材产地、检测有效成分含量、控制生产质量。

（4）X射线衍射法：物质被X射线照射产生不同程度的衍射现象，物质组成、晶型、分子内成键方式、分子的构型、构象等决定该物质产生特有的衍射图谱。中药材或中药制剂所得衍射图是各组分衍射效应的叠加，可作为特征图谱对中药材及中药制剂鉴别。该法图谱信息量大、指纹性强、稳定可靠。

4. 色谱鉴别法　纸色谱法、薄层色谱法、气相色谱法、高效液相色谱法、色谱-质谱联用法。

（1）纸色谱法：以纸上所含水为固定相，以有机溶剂为流动相，适用于极性物质的分离。在相同实验条件下，供试品在色谱中所显主斑点的位置、颜色（或荧光），应与对照品相同。此法展开时间长，分离效果差，极少应用。

（2）薄层色谱法：在同一块薄层板上点供试品和对照品溶液，在相同条件下展开，显色，对比分析，从而对样品进行鉴别。该法通过分离达到直观化、可视化，具有信息量大、专属性强、快速、经济、操作简便等优点，可作为中药鉴别的首选方法。

1）基本操作方法

①供试品溶液的制备：根据被测物的特性选择适宜的溶剂和方法进行提取、分离，

提高被检成分的浓度，以获得清晰的色谱图。

②对照物的选择及对照方法：A. 对照品对照法：对照品是用于鉴别、检查、含量测定和校正检定仪器性能的标准物质，以此制成对照品溶液，与样品在同一条件下展开，显色，比较在相同位置上有无同一颜色（或荧光）的斑点。B. 对照药材和对照品同时对照法：当用对照品无法鉴定，增加对照药材对照可以准确检验出中药的真实性。对照药材溶液也叫阳性对照液。C. 阴阳双对照法：用于验证薄层鉴别的专属性。

③阴性对照液：从制剂处方中除去要鉴别的某味药，其余各味药按制剂方法得到阴性制剂，再以制剂相同比例、条件、方法得到的供试液，为该味药的阴性对照液。

④薄层板的选择与制备：有市售和自制薄层板。如聚酰胺薄膜、铝基片薄层板。

⑤点样和展开：用毛细管或配合半自动、自动点样器械点样于薄层板上呈圆点状或带状。

将薄层板放入展开缸中，溶剂蒸气预平衡后，展开。

⑥显色与检视要求：有颜色物质在可见光下直接检视；有荧光或显色后可激发成荧光物质在紫外光灯 365nm 或 254nm 下观察；紫外光下有吸收但无荧光物质可用 GF_{254} 板在紫外光灯 254nm 下观察淬灭荧光的斑点；无色物质通过喷雾法或浸渍法显色，或加热显色。

⑦结果记录与保存：显色或荧光检测后用数码相机拍下照片，也可在扫描仪上扫描记录扫描图谱等方法保存。

2）薄层-生物自显影技术：一种集色谱分离、鉴定和活性测试于一体的药物筛选和评价方法，综合了比色法（或分光光度法）与色谱分离技术两者的优点。以 DPPH 为显色剂的薄层色谱-生物自显影技术应用于中药活性成分导向分离、鉴定和品质评价研究。

3）系统适用性试验

比移值（R_f）：系指从基线至展开斑点中心的距离与从基线至展开剂前沿的距离的比值。杂质检查时，各杂质斑点的比移值以在 0.2~0.8 之间为宜。

检出限：系指限量检查或杂质检查时，供试品溶液中被测物质能被检出的最低浓度或量。一般用已知浓度的供试液或对照液，与稀释若干倍的对照标准溶液在规定的色谱条件下，在同一薄层板上点样、展开、检视，后者显清晰可辨斑点的浓度或量作为检出限。

分离度（R）：鉴别时，供试品与标准物质色谱中的斑点均应清晰分离。当用薄层色谱扫描法进行限量检查和含量测定时，要求定量峰与相邻峰之间有较好的分离度。

（3）气相色谱法：在同一色谱条件下，将供试品和对照品溶液分别注入气相色谱仪，比较气相色谱图，供试品应呈现与对照品保留时间相同的色谱峰，对样品做出鉴别。适用于含挥发性成分中药，如麝香酮、薄荷醇和冰片等的鉴别。本法具有高分辨率，高灵敏度、快速、准确等特点。

（4）高效液相色谱法（HPLC）：将供试品溶液和对照品溶液分别注入液相色谱仪，

采用保留时间比较法，即在相同的色谱条件下，比较样品和对照品色谱峰的保留时间（t_R）是否一致，从而对被检成分（药味）的存在情况做出判断。

（5）色谱－质谱联用法（LC-MS）：利用液相色谱的高效分离功能和质谱高灵敏度、高选择性的定性分析功能，获取复杂混合物所含化学成分的轮廓和单一成分的结构信息。具有高效、快速和灵敏等特点，是定性、定量分析中药复杂体系的有效方法，适合于强极性、热不稳定、低挥发性和相对分子质量高的有机化合物。

习 题

一、单项选择题

1. 中药制剂的显微鉴别最适用于（　　）
   A. 中药醇提取物的鉴别
   B. 水煎法制成制剂的鉴别
   C. 制取挥发油方法制成制剂的鉴别
   D. 含有原生药粉的中药饮片或制剂的鉴别

2. 在六味地黄丸的显微定性鉴别中，薄壁组织灰棕色至黑色，细胞多皱缩，内含棕色核状物，为（　　）的特征
   A. 山药   B. 茯苓
   C. 熟地   D. 牡丹皮

3. 六味地黄丸中牡丹皮的鉴别特征是（　　）
   A. 花粉粒   B. 草酸钙簇晶
   C. 菌丝   D. 以上均不是

4. 六味地黄丸显微鉴别时，淀粉粒三角状卵形或矩圆形，直径 24～40μm，脐点短缝状或人字状，是（　　）的特征
   A. 山药   B. 茯苓
   C. 熟地   D. 牡丹皮

5. 六味地黄丸显微鉴别时，不规则分枝状团块无色，遇水合氯醛试液溶化；菌丝无色，直径 4～6μm，是（　　）的特征
   A. 山药   B. 茯苓
   C. 熟地黄   D. 牡丹皮

6. 大黄流浸膏的显微化学鉴别，发生升华的是（　　）物质
   A. 酚酸   B. 游离蒽醌
   C. 结合蒽醌   D. 鞣质

7. 强极性、热不稳定、低挥发性和相对分子质量高的有机化合物如阿胶的鉴别宜采用（　　）

A. HPLC　　　　　　　　　　　B. LC-MS

C. GC-MS　　　　　　　　　　　D. UV

8. 中药的理化鉴别中，首选的方法为（　　）

A. UV 法　　　　　　　　　　　B. TLC 法

C. HPLC 法　　　　　　　　　　D. GC 法

9. 蒽醌类成分遇（　　）试剂发生显色反应

A. 碱性　　　　　　　　　　　　B. 茚三酮

C. 盐酸－镁粉　　　　　　　　　D. Liebermann-Burchard

10. 黄酮类成分可发生（　　）反应

A. 异羟肟酸铁　　　　　　　　　B. 茚三酮

C. 盐酸－镁粉　　　　　　　　　D. Liebermann-Burchard

11. 香豆素和内酯类成分可发生（　　）反应

A. 异羟肟酸铁　　　　　　　　　B. 茚三酮

C. 盐酸－镁粉　　　　　　　　　D. Liebermann-Burchard

12. 影响薄层色谱分析的主要因素之一为（　　）

A. 相对湿度　　　　　　　　　　B. 对照品数量

C. 原药材来源　　　　　　　　　D. 供试品数量

13. 皂苷类成分发生（　　）反应

A. 反应异羟肟酸铁　　　　　　　B. 茚三酮

C. 盐酸－镁粉　　　　　　　　　D. Liebermann-Burchard

14. 在薄层定性鉴别中，最常用的吸附剂是（　　）

A. 硅胶 G　　　　　　　　　　　B. 微晶纤维束

C. 硅藻土　　　　　　　　　　　D. 氧化铝

15. 氨基酸遇到（　　）发生反应

A. 异羟肟酸铁　　　　　　　　　B. 茚三酮

C. 盐酸－镁粉　　　　　　　　　D. Liebermann-Burchard

二、多项选择题

1. 黄芩的性状鉴别需要描述的特征有（　　）

A. 形状　　　　　　　　　　　　B. 大小

C. 颜色　　　　　　　　　　　　D. 气味

E. 质地

2. 对黄芩进行性状鉴别需要描述的方面有（　　）

A. 有效成分　　　　　　　　　　B. 药材

C. 栽培品　　　　　　　　　　　D. 饮片

D. 物理常数

3. 挥发油需测定的物理常数有（　　）

    A. 折光率   B. 溶解度

    C. 比旋度   D. 熔点

    E. 相对密度

4. 中药的鉴别包括（　　）

    A. 性状鉴别   B. 显微鉴别

    C. 理化鉴别   D. 生物鉴别

    E. 有害物质检查

5. 中药的提取物是指从中药材或饮片及其他药用植物中制得的（　　）

    A. 挥发油和油脂   B. 粗提物

    C. 有效部位   D. 有效成分群

    E. 有效成分

6. 中药的理化鉴别方法有（　　）

    A. 化学反应法   B. 显微化学法

    C. 光谱法   D. 色谱法

    E. 色谱 – 质谱联用法

7. 中药的光谱鉴别包括（　　）

    A. 红外光谱   B. 紫外光谱

    C. 荧光光谱   D. 气相色谱

    E. X 射线衍射图谱

8. 中药的色谱鉴别方法有（　　）

    A. 纸色谱法   B. 薄层色谱法

    C. 高效液相色谱法   D. 气相色谱法

    E. 硅胶柱色谱法

9. 薄层色谱使用的材料有（　　）

    A. 薄层板   B. 涂布器

    C. 展开缸   D. 柱温箱

    E. 紫外光灯

10. 用于中药显微鉴别的细胞内含物包括（　　）

    A. 淀粉粒   B. 菊糖

    C. 草酸钙结晶   D. 树脂道

    E. 纤维

11. 显微化学鉴别法（　　）

    A. 方法是粉末或切片滴加某试液，使所含的成分结晶析出，观察晶型或产生的特殊颜色反应

    B. 可用于微量升华试验，观察升华物结晶形状，或滴加试液后的化学反应

C. 方法是溶剂提取，将提取液滴于载玻片上，滴加试液并观察产生的现象

D. 主要用于药效成分的含量测定

E. 主要用于重金属检测

12. 高效液相色谱法，可用于（　　　）

A. 鉴别　　　　　　　　　　　　B. 黄曲霉毒素检查

C. 测定大部分金属元素　　　　　D. 含量测定

E. 砷盐检查

13. 薄层色谱鉴别的对照物包括（　　　）

A. 对照品　　　　　　　　　　　B. 对照药材

C. 对照提取物　　　　　　　　　D. 阴性对照

E. 对照品和对照药材同时对照

14. 薄层色谱系统适用性实验包括（　　　）

A. 分离度　　　　　　　　　　　B. 检测限

C. 比移值　　　　　　　　　　　D. 斑点颜色

E. 理论塔板数

三、填空题

1. 中药的鉴别主要包括_____、_____、_____和_____等。

2. 中药性状鉴别是对中药的_____、_____、_____、_____和_____等外观性状进行鉴别。

3. 中药制剂的性状是指去除_____后，成品的形状、大小、颜色、气味、表面特征、质地等。中药制剂的性状鉴别内容包括制剂的_____和_____的形态、颜色、气味等特征。此外，制剂的某些_____，也可作为性状鉴别的指标。

4. 中药提取物中挥发油和油脂是指压榨或提取制成的油状提取物；粗提物是指_____经溶剂提取制成的流浸膏、浸膏或浸膏粉；_____提取物是指含有一类或数类成分的组分，其含量应达到_____以上；有效成分提取物是指有效成分含量达到_____以上的提取物。

5. 物理常数是鉴定药品质量的重要指标，可以反映药品的_____。中药需测物理常数包括_____、_____、_____、_____、_____、_____和 pH 值等，在质量标准中常放在_____项下。

6. 中药制剂显微鉴别原则上应对处方中所有以_____投料的药味逐一进行，选择容易观察（制片_____张，可检出规定特征的应不少于_____张）、与处方中其他药味无交叉干扰的显微特征作为鉴别依据。

7. 显微鉴别对药材（饮片）切片、粉末、解离组织或表面制片及含饮片粉末的制剂中饮片的_____、_____等特征进行鉴别的方法。该法操作简便、直观、耗费少，适于外形不易鉴定、破碎呈粉末状的药材或饮片以及_____的制剂。

8. 选择化学反应法鉴别时，在分析前应对样品进行必要的前处理，以除去干扰鉴别反应的物质，提高鉴别方法的_____。在制定中药质量标准时，要采用_____对照和_____对照试验，对拟定的方法进行反复验证，防止出现假阳性和假阴性。

9. 中药的光谱鉴别法主要有_____、_____、_____和_____等。

10. 中药的色谱鉴别法主要有_____、_____、_____、_____、_____等。

11. 中药是多组分的混合物，一般认为其红外光谱是所含组分各基团吸收峰的_____（分子间发生作用除外），混合物组成的变化将导致_____的变化，只要中药中各化学成分相对稳定、样品处理方法一致，其红外光谱也相对稳定，可用于中药的鉴别。

12. 高效液相色谱法与气相色谱法可用于药材的指纹图谱或特征鉴别，中国药典采用与对照品或对照药材中色谱峰的_____比较，对药材中成分的存在情况做出判断。

四、名词解释

1. 中药的鉴别
2. 性状鉴别
3. 显微鉴别
4. 理化鉴别
5. 化学反应鉴别
6. 显微化学鉴别
7. 光谱鉴别法
8. 对照品
9. 阴性对照液
10. 中药提取物

五、简答题

1. 简述中药包括的类别及性状描述的内容。
2. 简述六味地黄丸的显微定性鉴别中，各药味主要显微特征。
3. 简述片剂、胶囊剂、丸剂的显微制片方法。
4. 简述提高化学反应鉴别中药的可靠性和专属性应该注意的问题。
5. 简述薄层色谱鉴别步骤。
6. 简述薄层色谱鉴别对照物有哪些。
7. 简述液质联用技术在中药鉴别中的应用

六、论述题

1. 试述中药制剂比单味药材显微鉴别复杂的原因。

2. 试述各种光谱鉴别法的适用性。

3. 试述影响薄层色谱的主要因素。

4. 试述用薄层色谱法鉴别人参、三七和西洋参。

参考答案

一、单项选择题

1. D　2. C　3. B　4. A　5. B　6. B　7. B　8. B　9. A　10. C

11. A　12. A　13. D　14. A　15. B

二、多项选择题

1. ABCDE　2. BCD　3. ABCE　4. ABCD　5. ABCDE　6. ABCDE　7. ABCE

8. ABCD　9. ABCE　10. ABCD　11. ABC　12. ABD　13. ABCDE　14. ABC

三、填空题

1. 性状鉴别；显微鉴别；理化鉴别；生物鉴别

2. 形态；大小；颜色；质地；气味

3. 外包装；外观；内容物；物理常数

4. 中药材或饮片有效部位；50%；90%

5. 纯度；熔点；凝点；溶解度；比旋度；折光率；相对密度；检查

6. 原粉入药；5；3

7. 组织细胞；内含物；药材粉末

8. 专属性；阳性；阴性

9. 荧光法；紫外－可见光谱法；红外光谱法；X 射线衍射法

10. 纸色谱法；薄层色谱法；气相色谱法；高效液相色谱法；色谱－质谱联用法

11. 叠加；红外光谱

12. 保留时间

四、名词解释

1. 中药的鉴别是指运用一定分析方法和技术，检验中药的真伪。主要包括性状鉴别、显微鉴别、理化鉴别和生物鉴别等方法。

2. 性状鉴别是对中药的形状、形态、颜色、气味、质地等外观性状及物理常数进行鉴别。

3. 显微鉴别用显微镜对药材（饮片）切片、粉末、解离组织或表面制片及含饮片粉末的制剂中饮片的组织、细胞或内含物等特征进行鉴别的一种方法。

4. 理化鉴别是利用中药所含化学成分或成分群的某些理化性质，通过化学反应或光谱法、色谱法等现代分析方法和技术检测中药中的某些成分，判断其真伪。常用的方法有化学反应法、显微化学法、光谱法、色谱法以及指纹图谱和特征图谱鉴别技术。

5. 化学反应鉴别是利用中药中特定的化学成分或成分群与适宜试剂发生化学反应，根据所产生的颜色变化或生成沉淀等现象，判断该药味或成分（群）的存在，以评价该中药的真实性。

6. 显微化学鉴别是将中药粉末、切片或浸出液少量置于载玻片上，滴加适宜化学试液，在显微镜下观察化学反应结果，鉴别中药的真伪，也可以鉴别细胞壁和细胞内含物的性质。

7. 光谱鉴别法是利用中药样品特定的光谱特征，判断中药真伪的分析方法。

8. 对照品是指用于鉴别、检查、含量测定和校正检定仪器性能的标准物质。

9. 阴性对照液是从制剂处方中除去要鉴别的某药，其余各味药按制法得到阴性制剂，再以制备样品相同比例、条件、方法得到的供试液即为阴性对照液。

10. 中药提取物是指从中药材或饮片及其他药用植物中制得的挥发油和油脂、粗提物、有效部位、组分提取物和有效成分。其中有效部位、组分提取物含量应达到50%以上；有效成分提取物要求有效成分含量达到90%以上。

五、简答题

1. 中药材、中药饮片、中药提取物（有效成分、有效部位、挥发油或油脂、粗提物）、中药制剂。

性状描述包括：形状、大小、表面（色泽与特征）、质地、断面（折断面或切断面）及气味等特征，以及溶解度、相对密度、馏程、熔点、凝点、相对密度等物理常数的测定。

2. 山药：三角状卵形或矩圆形淀粉粒，脐点短缝状或人字状。

茯苓：不规则分枝状团块无色，遇水合氯醛溶化；菌丝无色，直径 4～6μm。

熟地黄：薄壁组织灰棕色至黑褐色，细胞多褶皱，内含棕色核状物。

牡丹皮：草酸钙簇晶存在于无色薄壁细胞中，有时数个排列成行。

酒萸肉：果皮表皮细胞橙黄色，表面观类多角形，垂周壁连珠状增厚。

泽泻：薄壁细胞类圆形，有椭圆形纹孔；集成纹孔群；内皮层细胞垂周壁波状弯曲，较厚，木化，有稀疏细孔沟。

3. 片剂：取2～3片（包衣者除去包衣），研碎后取少量装片。

胶囊剂：取适量粉末（应研细），置于载玻片上，摊平，滴加甘油醋酸试液、水合氯醛试液或其他适宜的试液，盖上盖玻片。必要时，在酒精灯上加热透化。

丸剂：取数丸或1～2锭，分别置乳钵中研成粉末，取适量粉末，选择适当试剂透化装片。

4. 应慎重使用专属性不强的化学反应。在分析之前应对样品进行必要的前处理，以去除干扰鉴别反应的物质，提高鉴别方法的专属性。

在制定中药质量标准时，一定要采用阴性对照和阳性对照试验，对拟定的方法进行反复验证，防止出现假阳性和假阴性。

5. 供试品溶液的制备，对照物的选择，薄层板的选择与制备，点样，展开，显色与检视，结果记录与保存。

6. 对照品对照：用已知中药的某一有效成分或特征性成分为对照品，与样品在同一条件下展开，显色，比较在相同位置上有无同一颜色（或荧光）的斑点。

阴性对照液：从制剂处方中除去要鉴别的某味药，其余各味药按制剂方法得到阴性制剂，再以制剂相同比例、条件、方法得到的供试液，为该味药的阴性对照液。

对照药材和对照品同时对照：当用对照品无法鉴定时，增加对照药材对照可以准确检验出中药的真实性。对照药材溶液也叫阳性对照溶液。

7. 液-质联用技术（LC-MS）可充分发挥液相色谱的高效分离功能和质谱高灵敏度、高选择性的定性分析功能，获取复杂混合物所含化学成分的轮廓和混合物中单一成分的结构信息。具有高效、快速和灵敏度高等特点，是定性、定量分析中药复杂体系的有效方法，特别适合于强极性、热不稳定、低挥发性和相对分子质量高的有机化合物，如阿胶、龟甲胶、鹿角胶的鉴别。

六、论述题

1. 中药制剂一般多由两味以上中药材制备而成，因此制剂中各原药材及辅料的显微特征都可能相互影响与干扰，这样就给鉴别带来一定的困难。其次由于制备方法不同，原中药材经制成各种制剂后，有些本身原有的组织结构已不存在，因此原中药材粉末的显微特征，并不一定作为该制剂的定性鉴别特征，一般选取制成剂型后可以重现的各味药的主要特征作为该制剂的鉴别特征。

2.（1）荧光法：具有共轭双键体系及芳香环分子（如黄酮、蒽醌等）在可见、紫外光的照射下能产生一定颜色的荧光，作为中药鉴别的依据，灵敏度高。

（2）紫外-可见光谱法：含有芳香族或不饱和共轭结构的成分，在紫外-可见光区产生的吸收光谱特征作为鉴别依据。该法简便、快速，但特征性和专属性较差，需要前处理除去干扰成分，或采用紫外光谱组法提高其专属性。

（3）红外光谱法：利用中药各化学成分的红外光谱特征鉴别中药。近红外光谱结合化学模式识别法应用于中药分析快速鉴别，重现性好、可在线分析，还用于中药的真伪鉴别、判断药材产地、检测有效成分含量、控制生产质量。

（4）X射线衍射法：物质被X射线照射产生不同程度的衍射现象，其组成、晶型、分子内成键方式、分子的构型、构象等决定该物质产生特有的衍射图谱。中药材或中药制剂所得衍射图是各组分衍射效应的叠加，可作为特征图谱鉴别。该法图谱信息量大、指纹性强、稳定可靠。

3.（1）样品的预处理：对供试液中干扰成分加以净化，所用溶剂黏度不宜太高，沸点适中，尽量多地提取欲测成分，最常选用甲醇或乙醇。

（2）展开剂的优选：主要考虑溶剂的极性和选择性。选择溶剂的极性使被检成分斑点 R_f 值处于 0.2~0.8 内，展开剂极性应与被分离成分极性相适应。溶剂的选择性决定成分的分离度。分离碱性成分，应加少量碱试剂；分离酸性成分，加入少量酸性试剂。

（3）展开剂蒸气需要饱和：极性强弱不等的多元展开剂中，同样的组分，靠薄层板边缘处斑点的 R_f 值与中心区域斑点的 R_f 值存在差异，产生边缘效应，与展开剂蒸气的平衡程度有关。选择较小体积的展开缸或在展开缸内壁贴上浸有展开剂的滤纸条。

（4）相对湿度的影响：相对湿度会影响分离度，需要将薄层板放入一定相对湿度的容器中展开。

（5）温度的影响：温度会有些物质的分离度以及斑点的扩散程度，需要控制展开槽的温度以使被分离物质的 R_f 值、分离度以及斑点的扩散程度达到要求。

4. 三者均为五加科植物，含有皂苷类化合物，人参含特征成分人参皂苷 R_f，西洋参含特征成分人参皂苷 F_{11}，三七含特征化合物三七皂苷 R_1。鉴别方法：分别称取干燥样品粉末 1.0~2.0g，加入甲醇适量，回流提取 30 分钟，取滤液，低温浓缩至近干，加水使溶解，用正丁醇萃取 3 次，合并正丁醇液，减压蒸干，残渣加甲醇 2mL 溶解，作为供试液。另取人参皂苷 R_f、人参皂苷 F_{11}、三七皂苷 R_1 制成对照品溶液，吸取人参、西洋参、三七供试液和对照品溶液各 1μL，分别点于同一硅胶板上，以适宜的展开剂（氯仿－乙酸乙酯－甲醇－水 = 15∶40∶22∶10）展开，取出，晾干，喷以 10% 硫酸乙醇溶液，105℃加热至斑点清晰，分别置日光和紫外光灯（365nm）下检视。供试品的色谱中在与对照品色谱相应的位置上显相同颜色的斑点，比较三者薄层色谱的差别。

第四章 中药的检查 ▷▷▷

重点总结

中药的检查是指在加工、生产和贮藏过程中可能含有并需要控制的物质或其限度指标，包括安全性、有效性、均一性与纯度等方面内容。

一、中药检查的主要内容

1. 药材和饮片的检查 纯净程度、可溶性物质、有害或有毒物质等，如灰分、重金属等。

2. 中药提取物和植物油脂 原料药材中的有毒成分、生产过程造成的污染、剂型要求、贮藏条件等检查项目。

3. 中药制剂 按制剂通则进行检查、生产过程污染应制定限量检查、有机溶剂残留量、吸附树脂残留物等。

二、中药杂质和有害物质的种类及来源

1. 中药杂质及有害物质的种类

（1）中药杂质的种类：一是来源与规定相同，但其性状或部位与规定不符的物质；二是无机杂质，如沙石、泥块等。

（2）中药有害物质的种类：内源性有害物质是指中药本身所含的具有毒副作用的化学成分。外源性有害物质主要指有害残留物或污染物。

2. 中药杂质及有害物质的来源 一是由中药生产过程引入，如非药用部位及泥土和砂石及有机溶剂残留等。二是由中药储藏过程中引入，有害物质如生物毒素、二氧化硫残留量等。

三、限量检查及计算方法

1. 中药杂质及有害物质的限量 中药中所含杂质（包括有害物质）的最大允许量，称为杂质（或有害物质）的限量。

2. 中药杂质及有害物质检查方法 中药杂质及有害物质限量检查方法主要有对照法、灵敏度法、比较法和含量测定法。

（一）一般限量检查法

1. 重金属　指在规定实验条件下，能与硫代乙酰胺或硫化钠作用显色的金属杂质。

（1）硫代乙酰胺法：第一法：适用于供试品可不经有机破坏即可溶于水、稀酸和乙醇的样品的重金属检查。在弱酸性溶液中，硫代乙酰胺发生水解产生硫化氢，与重金属离子作用，生成硫化物的混悬液，与铅标准液比较，判定供试品中重金属限量。第二法：为样品炽灼后的硫代乙酰胺法，适用于含芳环、杂环以及难溶于水、稀酸和乙醇的有机药物的重金属检查。供试品先炽灼（500～600℃），加盐酸转化为易溶于水的氯化物，再照第一法检查。

（2）硫化钠法：第三法：适用于供试品能溶于碱而不溶于稀酸或在稀酸中生成沉淀的药物重金属检查。在碱性条件下，硫化钠与重金属离子作用生成不溶性硫化物。

2. 砷盐

（1）古蔡氏法：利用金属锌与酸作用，产生新生态的氢，与供试品中微量砷盐反应，生成挥发性砷化氢，砷化氢再与溴化汞试纸作用生成黄色至棕色砷斑。与标准砷溶液在同一条件下所形成的砷斑进行比较，判定供试品中砷盐是否符合限量规定。

（2）Ag-DDC法：金属锌与酸作用，产生新生态的氢与供试品中的微量亚砷酸盐反应，生成具有挥发性的砷化氢，被二乙基二硫代氨基甲酸银溶液吸收，使Ag-DDC中的银还原成红色的胶态银。比较供试品与标准砷溶液在同一条件下生成红色胶态银颜色的深浅。

3. 灰分

（1）总灰分：是指药材或制剂经加热炽灼灰化后遗留的非挥发性灰烬，包括生理灰分（即药物本身所含的各种无机盐类，如草酸钙等）和少量允许存在的外来杂质（泥沙等）。

（2）酸不溶性灰分：是指总灰分加稀盐酸处理后得到的不溶性灰分，主要是不溶于盐酸的砂石、泥土等硅酸盐类化合物。

4. 炽灼残渣　有机药物经炽灼炭化，再加硫酸湿润，加热使硫酸蒸气除尽后，于高温（700～800℃）炽灼至完全灰化，残留的非挥发性无机杂质（多为金属的氧化物或无机盐类），成为硫酸盐，称为炽灼残渣。

5. 水分

（1）烘干法：本法适用于不含或少含挥发性成分的药品。

（2）甲苯法：本法适用于含挥发性成分的药物。

（3）减压干燥法：本法适用于含有挥发性成分的贵重药品。

（4）气相色谱法：适用于各类型中药制剂中微量水分的精密测定。

6. 干燥失重　药品在规定的条件下，经干燥后所减失的重量。主要是检查药物中的水分、结晶水及其他挥发性的物质如乙醇等。由减失的重量和取样量计算供试品的干燥失重。

7. 酸败度 是指含油脂类中药，在贮藏过程中发生化学变化，生成游离脂肪酸、过氧化物和醛类、酮类等，出现特异臭味，影响其感观和质量。需要测定酸值、羰基值和过氧化值。

（二）有害物质检查法

1. 铅、镉、砷、汞、铜测定法

（1）原子吸收分光光度法：见表 4 – 1。

表 4 – 1 原子吸收分光光度法测定铅、镉、砷、汞、铜

元素	方法	波长（nm）	其他条件
铅	石墨炉法	283.3	干燥温度 100～120℃，灰化温度 400～750℃，原子化温 1700～2100℃
镉	石墨炉法	228.8	干燥温度 100～120℃，灰化温度 300～500℃，原子化温 1500～1900℃
砷	氢化物法	193.7	氢化物发生装置
	冷蒸气吸收法	253.6	氢化物发生装置
	火焰法	324.7	空气 – 乙炔火焰

（2）电感耦合等离子体质谱法：取铅、砷、镉、铜标准品贮备液适量，用 10% 硝酸溶液稀释制成系列浓度混合液。含汞的溶液应临用配制。精密量取锗^{72}Ge（用于^{63}Cu、^{75}As 的内标）、铟^{115}In（用于^{114}Cd 的内标）、铋^{209}Bi（用于^{202}Hg、^{208}Pb 的内标）单元素标准溶液用水稀释的混合液做内标液。以测量值为纵坐标，浓度为横坐标，绘制标准曲线。从标准曲线上计算。

2. 汞或砷元素形态及其价态测定法

（1）汞元素形态及其价态测定法：采用高效液相色谱法 – 电感耦合等离子体质谱法，以系列标准溶液不同形态汞或价态汞的峰面积为纵坐标，浓度为横坐标，绘制标准曲线，计算。

（2）砷形态及其价态测定法：方法同"汞元素形态及其价态测定法"。

3. 农药残留量测定法

（1）残留农药的提取：根据样品类型和农药种类决定提取方法和溶剂体系。有机氯类农药常用正己烷（或石油醚）、乙腈、丙酮或混合溶剂。乙腈和丙酮是最常用的提取溶剂。

（2）样品纯化：经柱层析分离，用二氯甲烷 – 丙酮或甲醇或乙腈/水、乙腈 – 石油醚、乙腈 – 石油醚/水等溶剂系统。吸附剂有弗罗里硅土、硅胶、氧化铝和活性炭等。

（3）检测方法

①气相色谱法：色谱柱：弹性石英毛细管柱，采用非极性或中等极性的固定液。柱温：程序升温法，温度范围为 100～300℃。检测器：有机氯农药用电子捕获检测器（ECD），有机磷农药用火焰光度检测器（FPD）或质谱检测器。载气：N_2。

②高效液相色谱法：适于极性较强、挥发性较差及热不稳定性农药。色谱柱：C_{18}

或 C$_8$ 柱。流动相：甲醇－水或乙腈－水系统。检测器：紫外或荧光检测器。

4. 二氧化硫残留量测定法

（1）酸碱滴定法：样品中的亚硫酸盐系列物质加酸转化为二氧化硫后，随氮气流进含有过氧化氢的吸收瓶中，将其氧化为硫酸根离子，采用酸碱滴定法测定，计算。

（2）气相色谱法：样品中的亚硫酸盐系列物质加酸转化为二氧化硫后，通过顶空进样系统注入气相色谱仪，测定，计算。

（3）离子色谱法：样品中的亚硫酸盐系列物质加酸转化为二氧化硫后，随水蒸气蒸馏，并被过氧化氢吸收，通过离子色谱法测定 SO_4^{2-}，计算。

5. 黄曲霉毒素测定法

（1）高效液相色谱法：样品经过免疫亲和色谱柱净化后除去干扰物质，在 HPLC 柱后衍生化而使黄曲霉毒素荧光增强，用高灵敏的荧光检测器进行检测。

（2）高效液相色谱－质谱法：是用母离子和子离子碎片的质荷比确定峰位。通过绘制标准曲线，再测定供试品溶液，从标准曲线上读出供试品中相当于黄曲霉毒素的浓度。

6. 残留溶剂测定法　药品中的残留溶剂系指在原料药或辅料的生产中，以及在制剂制备过程中使用的，但在工艺过程中未能完全去除的有机溶剂。第一、第二、第三类溶剂的残留限度应符合规定。

7. 内源性有害物质检查

（1）乌头酯型生物碱：常用薄层色谱法、高效液相色谱法检查。

（2）马兜铃酸：常用高效液相色谱法检查。

（3）千里光中阿多尼弗林碱：采用高效液相色谱－质谱法检查。

（三）其他方法

1. 生物检查法　系检查非规定灭菌制剂及其原料辅料受微生物污染程度的方法，包括微生物计数法、控制菌检查法等。检查项目有细菌数、霉菌数、酵母菌数及控制菌检查。

2. 有关物质或相关物质检查

（1）土大黄苷的检查：劣等大黄中土大黄苷的含量很高，药典中规定不得检出这一成分。

（2）薄荷脑中有关物质检查：供试品色谱图中各杂质峰面积之和不得大于对照品溶液的主峰面积（1.0%）。

（3）灯盏花素中有关物质、相关物质检查：供试品溶液色谱中，其他成分峰面积的和不得大于对照溶液主峰峰面积的 2 倍。

习　题

一、单项选择题

1. 烘干法测定中药制剂的水分时，要求连续两次称量差异不超过（　　）
   A. 0.2mg
   B. 0.5mg
   C. 2mg
   D. 5mg

2. 在碱性溶液中检查重金属常用（　　）试剂作显色剂
   A. 硫代乙酰胺
   B. 氯化钡
   C. 硫化钠
   D. 氯化铝

3. 在酸性溶液中检查重金属常用（　　）试剂作显色剂
   A. 硫代乙酰胺
   B. 氯化钡
   C. 硫化钠
   D. 氯化铝

4. 硫代乙酰胺与重金属反应的最佳 pH 值是（　　）
   A. 2.5
   B. 2.0
   C. 3.0
   D. 5.0

5. 冷蒸气吸收法可以用于测定（　　）
   A. 铅
   B. 镉
   C. 砷
   D. 汞

6. 古蔡氏法的反应灵敏度为（　　）
   A. 1μg
   B. 2μg
   C. 5μg
   D. 10μg

7. 砷盐检查法中的醋酸铅棉花的作用是（　　）
   A. 除去 H_2SO_3
   B. 除去 H_2S
   C. 除去 $AgNO_3$
   D. 除去 Ag_2CO_3

8. 砷盐检查法中加入 KI 的目的是（　　）
   A. 除 H_2S
   B. 将五价砷还原为三价砷
   C. 使砷斑清晰
   D. 在锌粒表面形成合金

9. 重金属检查时，炽灼残渣温度必须控制在（　　）
   A. 500~600℃
   B. 600~700℃
   C. 700~800℃
   D. 800~900℃

10. 氢化物法可用于测定（　　）
    A. 铅
    B. 镉
    C. 砷
    D. 铜

11. 采用 Ag-DDC 法进行比色测定时，应采用的参比液为（　　）

A. 甲醇　　　　　　　　　　　B. 氯仿

C. Ag-DDC 试液　　　　　　　D. 水

12. 在氯化物检查中，如供试液不澄明，可用滤纸过滤，但滤纸应事先用含硝酸的水冲洗干净，其目的是（　　）

A. 除去 Cl^-　　　　　　　　B. 除去 SO_4^{2-}

C. 除去 CO_3^{2-}　　　　　　D. 除去纸纤维中的碱性杂质

13. 采用甲苯法测定水分时，测定前甲苯需用水饱和，目的是（　　）

A. 减少甲苯的挥发　　　　　　B. 增加甲苯在水中的溶解度

C. 避免甲苯与微量水混合　　　D. 减少水的挥发

14. 通常炽灼残渣法的炽灼温度须控制在（　　）

A. 500～600℃　　　　　　　B. 600～700℃

C. 700～800℃　　　　　　　D. 800～900℃

15. 农药残留量分析中最常用的提取溶剂为（　　）

A. 丙酮　　　　　　　　　　　B. 甲醇

C. 乙醇　　　　　　　　　　　D. 正丁醇

16. 黄曲霉毒素 B_1 具有毒性和致癌性，但易受紫外线和一些化学物质的破坏，下列试剂不能破坏黄曲霉毒素 B_1 的是（　　）

A. 次氯酸钠　　　　　　　　　B. 过氧化氢

C. 氯仿　　　　　　　　　　　D. 高锰酸钾

17. 测定残留溶剂的方法为（　　）

A. TLC　　　　　　　　　　　B. GC

C. HPLC　　　　　　　　　　D. LC-MS

18. 用分光光度法测定制川乌中酯型生物碱可选用的试剂是（　　）

A. 异羟肟酸铁盐　　　　　　　B. 改良碘化铋钾

C. 硫酸钼酸　　　　　　　　　D. 茚三酮

19. 乌头及其饮片、制剂需检查（　　）

A. 双酯型生物碱　　　　　　　B. 生物碱

C. 马兜铃酸　　　　　　　　　D. 茚三酮

20. 总灰分与酸不溶性灰分均含有（　　）

A. 钙盐　　　　　　　　　　　B. 硅酸盐

C. 淀粉　　　　　　　　　　　D. 钾盐

二、多项选择题

1.《中国药典》检查杂质及有害采用的方法有（　　）

A. 对照法　　　　　　　　　　B. 内标法

C. 比较法　　　　　　　　　　D. 含量测定法

E. 灵敏度法

2. 中药材及饮片的检查包括（　　）
  A. 纯净度
  B. 可溶性物质
  C. 制剂生产过程引入的杂质
  D. 有毒有害物质
  E. pH 值

3. 减压干燥法适用于下列哪种药物水分的测定（　　）
  A. 含微量水分的药物
  B. 熔点较低的药物
  C. 热稳定性差的药物
  D. 水分难以赶出的药物
  E. 含挥发性成分的贵重药

4. 酸败度测定包括（　　）
  A. 酸值
  B. 羰基值
  C. 过氧化值
  D. ROS
  E. SO$_2$ 残留量

5. 铅、镉、砷、汞、铜的测定法为（　　）
  A. 红外光谱法
  B. 原子吸收分光光度法
  C. 电感耦合等离子体质谱法
  D. 毛细管电泳法
  E. 薄层扫描法

6. 石墨炉法可以用于测定（　　）
  A. 铅
  B. 镉
  C. 砷
  D. 汞
  E. 铜

7. 农药残留量测定方法有（　　）
  A. GC
  B. HPLC
  C. GC-MS 法
  D. 滴定法
  E. 原子吸收分光光度法

8. GC 可用于（　　）
  A. 易挥发有效成分的测定
  B. 二氧化硫残留量测定
  C. 农药残留量测定
  D. 砷盐检查
  E. 黄曲霉毒素的测定

9. 二氧化硫残留的测定方法有（　　）
  A. 酸碱滴定法
  B. 原子吸收分光光度法
  C. 离子色谱法
  D. 薄层扫描法
  E. 气相色谱法

10. 有机磷农药残留量测定的检测器有（　　）
  A. 火焰光度检测器
  B. 热导池检测器
  C. 质谱检测器
  D. 电子捕获检测器
  E. 氢焰离子化检测器

11. 有机氯农药包括（　　　）
    A. DDT
    B. 六六六
    C. 敌敌畏
    D. 狄氏剂
    E. 五氯硝基苯

12. 含马兜铃酸的中药有（　　　）
    A. 天仙藤
    B. 青木香
    C. 细辛
    D. 牡丹皮
    E. 黄芪

13. 常用的水分测定法有（　　　）
    A. 烘干法
    B. 甲苯法
    C. 减压干燥法
    D. 气相色谱法
    E. 薄层色谱法

14. 黄曲霉毒素主要有（　　　）
    A. 黄曲霉毒素 B_1
    B. 黄曲霉毒素 B_2
    C. 黄曲霉毒素 G_1
    D. 黄曲霉毒素 G_2
    E. 黄曲霉毒素 M_1

15. 对中药及其制剂中黄曲霉毒素进行检查，常使用的方法包括（　　　）
    A. 气相色谱法
    B. 高效液相色谱法
    C. 液 – 质联用法
    D. 薄层色谱法
    E. 气 – 质联用法

三、填空题

1. 中药材和饮片的检查，产地加工中易带进非药用部位的应规定_____检查；易夹带泥沙的须进行_____检查；栽培药材应进行_____等有害物质检测；易霉变的品种应进行_____检查；贮存过程中某些特殊加工处理的品种还需进行_____残留量检查。

2. 中药中有毒有害物质检查包括_____、_____、_____、_____等。

3. 注射剂有关物质检查包括_____、_____、_____、_____、_____。

4. 有害元素检查包括_____、_____、_____、_____、_____。《中国药典》（2015 年版）采用_____和_____法检查上述五种元素。

5. 中药有害物质来源包括_____和_____引入。

6. 中药一般物质限量检查方法主有_____、_____、_____、_____等。

7. 通过测定_____、_____和_____以检查药材和饮片中油脂的酸败度。

8. 中药灰分包括_____和_____。

9. 《中国药典》（2015 年版）收录的两种砷盐检查法是_____和_____。

10. 黄曲霉毒素是_____和_____的代谢产物，具有极强的毒性和致癌性，其基本结构都有_____。在紫外线照射下，都能发出_____，最重要的六种毒素是_____、_____、_____、_____、_____及_____。

11. 内源性有害物质马兜铃酸是一类含有硝基的菲类有机酸，近年来，国内外不断有报道证明该成分具有肾毒性，可引起严重的肾损害。为保证临床用药安全，我国已取消了马兜铃科含马兜铃酸成分的_____、_____、_____的药用标准。

12. 重金属是指在实验条件下能与_____或_____作用显色的金属杂质。

13. 硫代乙酰胺试液与重金属反应的最佳 pH 值是_____。

14. 砷盐检查法中采用醋酸铅棉花的目的是_____。

15.《中国药典》收载中药水分的测定有四种方法分别是_____、_____、_____和_____。

四、名词解释

1. 中药的检查
2. 中药的杂质
3. 杂质及有害物质的限量
4. 内源性有害物质
5. 外源性有害物质
6. 重金属
7. 总灰分
8. 酸不溶性灰分
9. 炽灼残渣
10. 干燥失重
11. 酸败
12. 溶剂残留量

五、简答题

1. 简述中药检查的主要内容。
2. 简述中药杂质的种类并举例。
3. 简述中药杂质及有害物质的来源。
4. 简述硫代乙酰胺法（第一法）测定重金属的原理。
5. 简述采用硫代乙酰胺法（第一法）检查重金属时应注意的问题。
6. 简述采用硫代乙酰胺法（第二法）检查重金属时应注意的问题。
7. 简述古蔡氏法测定砷盐的原理。
8. 简述古蔡氏法测定砷盐时加入碘化钾和氯化亚锡的目的。
9. 简述古蔡氏法测定砷盐时在导气管中加入醋酸铅棉花的目的。

10. 简述二乙基二硫代氨基甲酸银法检查砷盐的原理。

11. 简述气相色谱法测定二氧化硫的原理。

12. 简述水测定方法及适用性。

13. 简述高效液相色谱法测定黄曲霉毒素的原理。

14. 简述农药残留量测定时提取溶剂的选择。

15. 写出 3 种内源性有害物质并说明其来源。

六、论述题

1. 试述中药杂质及有害物质的种类和来源。

2. 试述总灰分、酸不溶性灰分、炽灼残渣的区别。

3. 试述农药残留量检查的种类及测定方法。

4. 试述黄曲霉毒素的检查意义及《中国药典》采用 HPLC 法和高效液相色谱 – 质谱法测定的原理。

七、计算题

1. 称取硝酸铅 0.160g，置 1000mL 量瓶中，加硝酸 5mL 与水 50mL 溶解后，用水稀释至刻度。试计算该溶液的浓度（以 Pb 计）。$[M_{Pb(NO_3)_2} = 331.2 \text{g/mol}；M_{Pb} = 207.2 \text{g/mol}]$

2. 取地奥心血康样品 1g，照炽灼残渣检查法炽灼至完全灰化。取遗留的残渣，依法检查，如果标准铅溶液（As 10μg/mL）取用量为 2mL，重金属限量为多少？

3. 取某中药注射剂冻干样品 4.0g，加水 23mL 溶解后，加醋酸盐缓冲液（pH3.5）2mL，依法检查，含重金属不得过百万分之五。应取标准铅溶液（As 10μg/mL）多少毫升？

4. 取麻仁丸适量，照炽灼残渣检查法炽灼至完全灰化。取遗留的残渣，依法检查，含重金属不得过百万分之十。如果标准铅溶液（As 10μg/mL）取用量为 2mL，应取供试品多少克？

5. 欲配制 0.1mgAs/mL 的标准铅贮备液，应取 As_2O_3 多少克？（$M_{As_2O_3} = 197.82 \text{g/mol}；M_{As} = 74.92 \text{g/mol}$）

6. 取注射用双黄连（冻干）0.40g，加 2% 硝酸镁乙醇液 3mL，点燃，燃尽后，先用小火炽灼至完全灰化，放冷，加盐酸 5mL 与水 21mL 使溶解，依法检查其砷盐。如果标准砷溶液（As 1μg/mL）取用量为 2mL，杂质限量为多少？

7. 取黄连上清丸 5 丸，切碎，过二号筛，取适量，称定重量，加无砷氢氧化钙 1g，混合，加少量水，搅匀，干燥后先用小火烧灼使炭化，再在 500~600℃ 炽灼使完全灰化，放冷，加盐酸 7mL 使溶解，再加水 21mL，依法检查，含砷量不得过百万分之二。如果标准砷溶液（As 1μg/mL）取用量为 2mL，应取供试品多少克？

8. 取红粉 0.5g，加水适量与硝酸 3mL，溶解后，加水稀释至约 40mL，依法检查其氯化物。如果标准氯化钠溶液（10μg/mL）取用量为 3mL，杂质限量为多少？

参考答案

一、单项选择题

1. D　2. C　3. A　4. C　5. D　6. A　7. B　8. B　9. A　10. C
11. C　12. A　13. C　14. C　15. A　16. C　17. B　18. A　19. A　20. B

二、多项选择题

1. ACDE　2. ABD　3. ACE　4. ABC　5. BC　6. AB　7. ABC　8. ABC
9. ACE　10. AC　11. ABDE　12. ABC　13. ABCD　14. ABCDE　15. BC

三、填空题

1. 杂质；酸不溶性灰分；重金属及有害元素和农药残留量；黄曲霉毒素；二氧化硫

2. 重金属与有害元素；农药残留；有机溶剂残留；大孔树脂残留物

3. 蛋白质；鞣质；树脂；草酸盐；钾离子

4. 铅；镉；砷；汞；铜；原子吸收分光光度法；电感耦合等离子体质谱法

5. 中药生产过程；中药储藏过程

6. 对照法；灵敏度法；比较法；含量测定法

7. 酸值；羰基值；过氧化值

8. 总灰分；酸不溶性灰分

9. 古蔡氏法；二乙基二硫代氨基甲酸银法（Ag-DDC法）

10. 黄曲霉；寄生曲霉；二呋喃和香豆素；荧光；B_1；B_2；M_1；M_2；G_1；G_2

11. 关木通；广防己；青木香

12. 硫代乙酰胺；硫化钠

13. 3.5

14. 除去 H_2S

15. 烘干法；甲苯法；减压干燥法；气相色谱法

四、名词解释

1. 中药的检查是在加工、生产和贮藏过程中可能含有并需要控制的物质或其限度指标，包括安全性、有效性、均一性与纯度等方面内容。

2. 中药的杂质是与该品种不相符合的物质。

3. 杂质的限量是指中药中所含杂质（包括有害物质）的最大允许量。

4. 内源性有害物质是指中药本身所含的具有毒副作用的化学成分，大多为生物的次生代谢产物，或为矿物类中药的有毒成分。例如马兜铃科植物含有的马兜铃酸，具有肾毒性。

5. 外源性有害物质是指中药中有害残留物或污染物。包括残留农药、重金属和生物毒素等。

6. 重金属是指在规定实验条件下，能与硫代乙酰胺或硫化钠作用显色的金属杂质。

7. 总灰分是指药材或制剂经加热炽灼灰化后遗留的非挥发性灰烬，包括生理灰分（药物本身所含的各种无机盐类，如草酸钙等）和少量允许存在的外来杂质（泥沙等）。

8. 酸不溶性灰分是指总灰分加稀盐酸处理后得到的不溶性灰分，主要是指不溶于盐酸的砂石、泥土等硅酸盐类化合物。

9. 炽灼残渣是指有机药物经炽灼炭化，再加硫酸湿润，加热使硫酸蒸气除尽后，于高温（700~800℃）炽灼至完全灰化，使有机质破坏分解，挥发性物质逸出，残留的非挥发性无机杂质（多为金属的氧化物或无机盐类）成为硫酸盐，称为炽灼残渣，也叫硫酸灰分。

10. 干燥失重是指药品在规定条件下，经干燥后所减失的重量。

11. 酸败是指含油脂类的药材和饮片，在贮藏过程中发生化学变化，生成游离脂肪酸、过氧化物和醛类、酮类等产物，出现特异臭味，影响药材和饮片的感观和质量。

12. 溶剂残留量是指在原料药或辅料的生产中，以及在制剂制备过程中使用的，但在工艺过程中未能完全去除的有机溶剂。

五、简答题

1. 纯净程度、可溶性物质、有害或有毒物质等的限量检查，如产地加工中易带进的非药用部位的杂质检查；易夹带泥沙的酸不溶性灰分检查；栽培药材中重金属及有害元素、农药残留量等检测；易霉变的品种的黄曲霉毒素检查；某些特殊加工处理过的品种的二氧化硫残留量检查。

2. 一是来源与规定相同，但其性状或部位与规定不符的物质，如决明子、白扁豆中的果皮，党参中的芦头等；二是无机杂质，如砂石、泥块等。

3. ①由中药生产过程引入，如产地土壤、水源空气等污染，农药和化肥的滥用，各种溶剂残留，仪器污染等。②由中药储藏过程中引入，如包装、贮存、运输的处理不当，外界条件和微生物的作用等。

4. 在弱酸性（pH值3~3.5）溶液中，硫代乙酰胺发生水解，产生硫化氢，可与重金属离子作用，生成有色硫化物的均匀沉淀（混悬液）。可与铅标准液在相同条件下产生的颜色进行比较，判定供试品中重金属是否符合限量规定。

5. ①使用本法时，硫代乙酰胺试液与重金属反应的最佳pH值是3.5，最佳显色时间为2分钟。②若供试液带有颜色，可在甲管中滴加少量的稀焦糖溶液或其他无干扰的有色溶液，使之均与乙管、丙管一致。③供试品中如含微量高铁盐，在弱酸性溶液中会氧化硫化氢而析出硫，产生浑浊，影响比色，可在甲、乙、丙三管中分别加维生素C

0.5 ~ 1.0g，将高铁离子还原为亚铁离子，再照上述方法检查。

6. ①重金属可能与芳环或杂环形成较牢固的价键，供试品需先炽灼破坏，温度须控制在 500 ~ 600℃，超过 700℃，多数重金属盐都有不同程度的损失。②为使有机物分解破坏完全，炽灼残渣中需加硝酸加热处理，此时必须将硝酸蒸干，除尽亚硝酸，否则亚硝酸会氧化硫代乙酰胺水解生成的硫化氢，析出硫，影响观察。

7. 利用金属锌与酸作用，产生新生态的氢，与供试品中微量砷盐反应，生成挥发性砷化氢，砷化氢再与溴化汞试纸作用生成黄色至棕色砷斑。与标准砷溶液在同一条件下所形成的砷斑进行比较，判定供试品中砷盐是否符合限量规定。

8. 五价砷在酸性溶液中能被金属锌还原为砷化氢，但生成砷化氢的速度较三价砷慢，加入碘化钾及酸性氯化亚锡将五价砷还原为三价砷，碘化钾被氧化生成的碘又可被氯化亚锡还原为碘离子，维持反应过程中碘化钾还原剂的存在。溶液中的碘离子还能与反应中产生的锌离子形成配合物，使生成砷化氢的反应不断进行。氯化亚锡与碘化钾可抑制锑化氢的生成，因锑化氢也能与溴化汞试纸作用生成锑斑。氯化亚锡又可与锌作用，在锌粒表面形成锌锡齐（锌锡的合金），使锌粒与盐酸作用缓和，从而使氢气均匀而连续的发生，有利于砷斑的形成，增加反应的灵敏度和准确度。

9. 供试品和锌粒中可能含有少量硫化物，在酸性溶液中产生的 H_2S 气体会干扰检查，用醋酸铅棉花可吸收除去 H_2S。醋酸铅棉花用量和装填高度应适当且保持干燥状态。

10. 金属锌与酸作用产生新生态的氢，与供试品中的微量亚砷酸盐反应，生成具有挥发性的砷化氢，被二乙基二硫代氨基甲酸银溶液吸收，使 Ag-DDC 中的银还原成红色的胶态银。比较供试品与标准砷溶液在同一条件下生成红色胶态银颜色的深浅。

11. 将中药材以蒸馏法进行处理，样品中的亚硫酸盐系列物质加酸处理转化为二氧化硫后，通过顶空进样系统注入气相色谱仪，热导检测器检测二氧化硫的含量。

12. ①烘干法：适用于不含或少含挥发性成分的药品。②甲苯法：适用于含挥发性成分的药物。③减压干燥法：适用于含有挥发性成分的贵重药物。④气相色谱法：适用于各类型中药制剂中微量水分的精密测定.

13. 样品经过免疫亲和色谱柱净化后除去干扰物质，黄曲霉毒素在紫外线照射下能产生荧光，但黄曲霉毒素 B_1 和黄曲霉毒素 B_2 荧光较弱，常通过 HPLC 柱后衍生化而使荧光增强，用高灵敏度的荧光检测器进行检测。

14. 有机氯农药常用正己烷、乙腈、丙酮等，混合溶剂常用正己烷 – 丙酮、乙腈 – 水等；有机磷农药种类多，极性差异大，乙腈和丙酮是各类型农药最常用的提取溶剂。

15. 乌头酯型生物碱来源于川乌、附子，马兜铃酸来源于马兜铃科植物细辛、天仙藤、青木香、关木通等，阿多尼弗林碱来源于千里光等。

六、论述题

1. 杂质的种类：①来源与规定相同，但其性状或部位与规定不符的物质，如决明子、白扁豆中的果皮，党参中的芦头等；②无机杂质，如砂石、泥块等。

有害物质的种类：内源性有害物质和外源性有害物质。

杂质及有害物质的来源：①由中药生产过程引入。中药栽培过程由于产地水源、土壤、空气等生长环境的污染及农药和化肥滥用导致有害物质超标，药材采收过程中混入非药用部位及泥土和砂石杂质，药材包装、保管不当发生的霉变、走油、泛糖、虫蛀等。

中药生产过程中使用的各种溶剂、试剂等可能会残留在产品中而使有机溶剂残留。另外，中药生产过程中所接触到的设备、用具、管道等，都有可能将重金属等有害物质引入药品中。

②由中药储藏过程中引入。中药在包装、贮存、运输过程中，由于处理不当，在外界条件（日光、空气、温度、湿度等）影响或微生物作用下，其内部成分发生聚合、分解、氧化、还原、水解等变化而产生一些杂质及新的有害物质。中药在贮存过程中可能发生霉变、酸败、虫蛀等而引入有害物质，如生物毒素等。一些中药在贮存过程中为了防虫、保鲜或漂白，使用超量的硫黄熏蒸导致二氧化硫超标。这些杂质及有害物质不仅使药物外观形状发生改变，降低药物的稳定性，甚至对人体产生毒害或使药物失去治疗效力。

2. 总灰分是药材或制剂经加热炽灼灰化后遗留的非挥发性灰烬，包括生理灰分和少量允许存在的外来杂质（硅酸盐）

酸不溶性灰分是指总灰分加稀盐酸处理后得到的不溶性成分，主要是不溶于盐酸的砂石、泥土等硅酸盐类化合物。

炽灼残渣是指有机药物经炽灼炭化，再加硫酸湿润，加热使硫酸蒸气除尽后，于高温（700~800℃）炽灼至完全灰化，使有机质破坏分解变为挥发性物质逸出，残留的非挥发性无机杂质（多为金属的氧化物或无机盐类）。

3. 农药残留检查的种类：有机氯类、有机磷类、氨基甲酸酯类、植物性农药、无机农药等。

测定方法：气相色谱法和高效液相色谱法。

气相色谱法：测定有机氯农药常用电子捕获检测器（ECD），有机磷农药常用火焰光度检测器（FPD）、氮磷检测器（NPD）或质谱检测器（MSD）。

高效液相色谱法：对于极性较强、挥发性较差及热不稳定性农药可采用高效液相色谱法进行测定。反相键合相，检测器选用紫外或荧光检测器，《中国药典》（2015 年版）采用了液相色谱 - 串联质谱法测定 155 种农药残留量。

4. 黄曲霉毒素具有极强的毒性和致癌性，它能污染食品和中药制剂，为保证用药安全，需对中药材及其制剂进行黄曲霉毒素检查。《中国药典》2015 年版采用高效液相色谱法和高效液相色谱 - 串联质谱法测定中药中的黄曲霉毒素。

高效液相色谱法：样品经过免疫亲和色谱柱净化后除去干扰物质，黄曲霉毒素在紫外线照射下能产生荧光，但黄曲霉毒素 B_1 和 B_2 荧光较弱，常通过 HPLC 柱后衍生化而使荧光增强，用高灵敏的荧光检测器进行检测，最小检出量为 $0.2\mu g/kg$。

高效液相色谱 – 质谱法：是用母离子和子离子碎片的质荷比确定峰位。通过配制系列对照品溶液注入高效液相色谱 – 串联质谱仪，测定峰面积，以峰面积为纵坐标，进样量为横坐标，绘制标准曲线，再将供试品溶液注入仪器中测定，从标准曲线上读出供试品中相当于黄曲霉毒素的浓度。

七、计算题

1. 解：$C = \dfrac{207.2 \times 0.160 \times 1000}{331.2 \times 1000} = 0.1mg/mL$

2. 解：$L = \dfrac{2.0 \times 0.000010}{1.0} \times 100\% = 0.0020\% = 百万分之二十$

3. 解：$V = \dfrac{5 \times 10^{-6} \times 4.0}{10 \times 10^{-6}} = 2.0mL$

4. 解：$S = \dfrac{2.0 \times 10 \times 10^{-6}}{10 \times 10^{-6}} = 2.0g$

5. 解：$S = \dfrac{0.1 \times 197.8 \times 1000}{2 \times 74.92 \times 1000} = 0.132g$

6. 解：$L = \dfrac{2 \times 1.0 \times 10^{-6}}{0.4} \times 100\% = 0.0005\% = 百万分之五$

7. 解：$S = \dfrac{2.0 \times 1 \times 10^{-6}}{2 \times 10^{-6}} = 1.0g$

8. 解：$L = \dfrac{3.0 \times 10 \times 10^{-6}}{0.5} \times 100\% = 0.006\%$

第五章　中药指纹图谱与特征图谱 ▷▷▷▷

重点总结

一、概述

中药指纹图谱是指某些中药材、中药提取物或中药制剂经适当处理后，采用一定的分析手段得到的能够标示该中药特性的共有峰的图谱。中药指纹图谱的基本属性是"整体性"和"模糊性"。

中药特征图谱是指样品经适当处理后，采用一定的分析手段和仪器检测得到的能够标识其中各种组分群特征的共有峰的图谱。分为化学（成分）特征图谱和生物特征图谱。

二、中药指纹图谱

1. 中药指纹图谱的分类　中药指纹图谱按应用对象可分为中药材（原料药材）指纹图谱、中药成方制剂原料药指纹图谱、中间体（生产过程中间产物）指纹图谱和中药成方制剂指纹图谱；按研究方法可分为中药化学指纹图谱和中药生物学指纹图谱。

中药化学（成分）指纹图谱是指运用各种化学、物理学或物理化学分析技术建立的用以表征中药化学成分特征的指纹图谱，如色谱指纹图谱、光谱指纹图谱等。中药生物学指纹图谱是指采用生物技术手段建立的用以表征中药生物学特征的指纹图谱，包括中药材 DNA 指纹图谱、中药基因组学指纹图谱、中药蛋白组学指纹图谱等。

2. 中药指纹图谱建立的原则　中药指纹图谱的建立，应体现系统性、特征性和稳定性三个基本原则。①系统性是指建立的中药指纹图谱所表征的化学成分应包括该中药有效部位所含的大部分成分，或指标性成分的全部。②特征性是指建立的中药指纹图谱所反映的化学信息（如相对保留时间）应具有较强的选择性，这些信息的综合结果将能特征性地区分中药的真伪与优劣，成为中药自身的"化学条码"。③稳定性是指建立的中药指纹图谱在规定的方法、条件下的耐用程度，不同操作者、不同实验室重复做出的指纹图谱应在允许的误差范围内，以体现所建立的指纹图谱共有模式的通用性和实用性。

3. 中药指纹图谱的建立　①方案设计；②样品收集：研究指纹图谱用的原药材、

饮片、提取物及各类制剂和相关产品的收集量均不应少于 10 个批次，每批供试品取样量应不少于 3 次检验量；③供试品制备：供试品制备操作过程应按照定量测定的要求，保证样品物质信息不减失、不转化；④参照物的选择和参照物溶液的制备：建立指纹图谱应设立参照物（或参照峰 S）。一般选取中药（制剂）中容易获得的一个或一个以上主要活性成分或指标成分；⑤指纹图谱获取：首选色谱方法，主要有液相色谱法、气相色谱法、薄层色谱法及其他色谱技术；⑥指纹图谱建立和辨识：指纹图谱的辨识应注意指纹特征的整体性。辨识时应从整体角度综合考虑，注意各有关图谱（共有模式）之间的相似性，即"相似度"的表达。

4. 中药指纹图谱方法认证　中药指纹图谱方法认证的目的是，需要证明获取的指纹图谱能够表征该中药产品的化学组成；各原药材的化学组成特征应该在中药产品的指纹谱图中得到体现。

5. 中药指纹图谱方法学验证　建立中药指纹图谱方法学验证项目包括专属性试验、精密度（重复性和重现性）试验及耐用性试验等。①专属性（specificity）是指纹图谱的测定方法对中药样品特征的分析鉴定能力。②精密度（precision）是指规定条件下对均质样品多次取样进行一系列检测结果的接近程度（离散程度）。精密度可用重复性和重现性等进行考察。③耐用性（robustness）是指不同条件下分析同一样品所得测试结果的变化程度，是中药指纹图谱测定方法耐受环境变化的显示。

6. 中药指纹图谱数据处理和计算分析　指纹图谱应依照《中药注射剂指纹图谱研究的技术要求（暂行）》规定，提供指纹图谱以及说明相应的技术参数。指纹图谱相似度可借助国家药典委员会推荐的"中药指纹图谱计算机辅助相似度评价软件"计算，一般情况下相似度在 0.9~1.0 之间为符合要求。

7. 中药材、中间体和中药制剂指纹图谱相关性　制剂的指纹图谱与半成品（提取物）、原药材的指纹图谱应有一定的相关性和可追溯性。中药材指纹图谱中的色谱峰一般应比制剂多（或等同），允许原药材中的某些特征峰在提取物、制剂指纹图谱中因生产工艺而有规律地丢失；中间体与制剂的指纹图谱则非常接近；制剂指纹图谱中体现的各特征峰均可在药材及中间体的指纹图谱中得到追踪。

三、中药特征图谱

1. 中药特征图谱的意义　中药特征图谱与指纹图谱的区别在于，指纹图谱是基于图谱的整体信息，用于中药质量的整体评价；而特征图谱是选取图谱中某些重要的特征信息，作为控制中药质量的重要鉴别手段。指纹图谱使样品所包含的主要成分在图谱中有所体现，满足有效信息量最大化原则，表征待测样品所含成分的整体性；特征图谱则根据所确定的主要成分特征峰表征待测样品所含成分的专属性。

2. 特征图谱的技术要求　①药材（饮片）的特征图谱：样品应鉴定准确、来源固定、质量符合该品种标准项下的有关规定。②提取物的特征图谱：提取物特征图谱的建立应重点考察主要工艺过程中谱图的变化，在对药材产地、采收期、基原调查基础上建立药材图谱。药材与中药提取物特征图谱应具相关性。③中药制剂的特征图谱：中药制剂的特征图谱技术要求除应包括中药材、提取物相关的特征图谱研究的主要内容外，还须对成方制剂与原药材与中间体之间的相关性进行分析。

习　题

一、单项选择题

1. 中药指纹图谱是指（　　）
   A. 中药材经适当处理后，得到的高效液相色谱图
   B. 中药制剂经适当处理后，得到的光谱图
   C. 中药提取物经适当处理后，得到的高效液相色谱图
   D. 中药材、中药提取物或中药制剂经适当处理后，得到的能够表示该中药特性的共有峰图谱

2. 中药指纹图谱研究中样品采集应（　　）
   A. 大于 5 批　　　　　　　　　B. 小于 10 批
   C. 大于 10 批　　　　　　　　D. 大于 20 批

3. 在进行中药指纹图谱研究中，供试品溶液应用何种量器配制（　　）
   A. 刻度烧杯　　　　　　　　　B. 刻度试管
   C. 纳氏比色管　　　　　　　　D. 经标定的容量瓶

4. 用 HPLC 法研究丹参葡萄糖注射液指纹图谱时，实验中分别在 210nm 标出 2 个峰；254nm 处标出大于 9 个峰；280nm 标出 3 个峰；325nm 标出 1 个峰，应选的测定波长是（　　）
   A. 200nm　　　　　　　　　　B. 210nm
   C. 254nm　　　　　　　　　　D. 280nm

5. 国家药品监督管理部门已作出规定，要求建立指纹图谱的中药新药剂型为（　　）
   A. 丸剂　　　　　　　　　　　B. 散剂
   C. 注射剂　　　　　　　　　　D. 颗粒剂

6. 中药指纹图谱的测定技术涉及众多，下列不属于中药指纹图谱研究的测定技术是（　　）
   A. 高效液相色谱法　　　　　　B. 溶点测定法
   C. 气相色谱法　　　　　　　　D. 红外光谱法

7. 中药指纹图谱是一种综合的（　　）手段
   A. 结构分析　　　　　　　　　B. 安全检查
   C. 半定量鉴别　　　　　　　　D. 定量分析

8. 中药指纹图谱研究中，供试品取样量应不少于（　　）

    A. 1 次检验量   B. 2 次检验量

    C. 3 次检验量   D. 4 次检验量

9. 建立中药指纹图谱的测定分析技术方法，首选（　　）

    A. 色谱法   B. 光谱法

    C. 化学分析法   D. X 射线衍射法

10. 指纹图谱的建立和辨识应注意指纹特征的（　　）

    A. 整体性   B. 模糊性

    C. 均一性   D. 稳定性

11. 中药指纹图谱的评价不同于含量测定，它强调的是（　　）

    A. 相同性   B. 相似性

    C. 模糊性   D. 准确性

12. 中药指纹图谱相似度要求（　　）

    A. 小于 0.9   B. 在 0.9～1.0 之间

    C. 大于 1.0   D. 小于 1.0

13. 下列说法错误的是（　　）

    A. 中药制剂的指纹图谱与半成品（提取物）、原药材的指纹图谱应有一定的相关性

    B. 原药材中的某些特征峰在提取物指纹图谱中不允许有丢失

    C. 中间体与中药制剂的指纹图谱应有较大相关性

    D. 中药制剂指纹图谱中体现的各特征峰在中间体的指纹图谱中可以追踪不到

14. 中药特征图谱是指（　　）

    A. 样品经适当处理后，得到的各种色谱图

    B. 样品经适当处理后，得到的光谱图

    C. 样品经适当处理后，得到的化学成分图

    D. 样品经过适当的处理后，得到的能够标识其各种组分群体特征的共有峰的图谱

15. 中药指纹图谱的特征性是指所反映的化学信息应具有（　　）

    A. 相对均一性   B. 明显相同性

    C. 高度选择性   D. 较好稳定性

16. 中药自身的"化学条码"是体现出中药指纹图谱的（　　）

    A. 系统性   B. 整体性

    C. 特征性   D. 稳定性

17. 关于样品收集的问题，下列说法错误的是（　　）

    A. 原药材尽可能固定产地、采收期和炮制方法

    B. 中药制剂样品的收集应重点选择工艺稳定的批次

    C. 不可将同一批次样品分散成数个批次充当样品

    D. 样品不需要留样

二、多项选择题

1. 中药指纹图谱建立的原则包括（   ）

    A. 系统性   B. 重复性

    C. 特征性   D. 稳定性

    E. 相同性

2. 中药指纹图谱的基本属性是（   ）

    A. 系统性   B. 整体性

    C. 模糊性   D. 均一性

    E. 稳定性

3. 中药指纹图谱的整体性，可以用于鉴别（   ）

    A. 中药材的真伪

    B. 评价原料药材与成方制剂之间的相关性

    C. 监控中药制剂批间质量的稳定性

    D. 评价中药材的品质

    E. 监控中药提取物的质量

4. 中药指纹图谱与特征图谱有效控制中药质量的环节有（   ）

    A. 药材生产   B. 药材采收加工

    C. 中药提取物   D. 中药制剂

    E. 中药制剂原料

5. 中药指纹图谱按研究方法可分为（   ）

    A. 中药化学指纹图谱   B. 中药材指纹图谱

    C. 中药生物学指纹图谱   D. 中药制剂原料药指纹图谱

    E. 中药制剂指纹图谱

6. 建立中药指纹图谱的测定技术有（   ）

    A. HPLC   B. GC

    C. TLCS   D. NIR

    E. MS

7. 建立指纹图谱的一般程序包括（   ）

    A. 供试品溶液的制备   B. 参照物的选择

    C. 指纹图谱测定   D. 指纹图谱的建立

    E. 指纹图谱的辨识

8. 指纹图谱方法和条件须经过方法学验证，内容包括（   ）

    A. 专属性   B. 耐用性

C. 重复性   D. 重现性

E. 仪器的精密度

9. 中药指纹图谱辨识的主要目的是（　　）

A. 有效成分是否明确   B. 指纹图谱是否具有特征性

C. 指纹图谱是否具有指纹性   D. 中药化学成分的复杂性

E. 中药化学成分的多变性

10. 中药指纹图谱的技术参数主要包括（　　）

A. 总峰面积   B. 各共有峰的相对保留时间

C. 各共有峰的峰面积比值   D. 非共有峰面积

E. 共有峰的数目

11. 指纹图谱耐用性考察的内容包括（　　）

A. 不同分析人员   B. 不同厂家仪器

C. 不同色谱柱   D. 不同流速、不同柱温

E. 流动相 pH 值

12. 下列说法正确的是（　　）

A. 特征图谱的辨识应从整体角度综合考虑

B. 样品的制备应使药材中的某类特征成分较多地在特征图谱中反映出来

C. 建立提取物特征图谱的同时应建立药材的相应图谱

D. 原药材、中间体、成方制剂特征图谱应具相关性

E. 提取物特征图谱的建立可以不考察工艺过程中谱图的变化

三、填空题

1. 中药指纹图谱的基本属性是_____和_____。

2. 建立中药指纹图谱的原则是_____、_____、_____。

3. 中药注射剂指纹图谱的操作步骤主要包括_____、_____、_____、_____。

4. 中药指纹图谱是一种_____、_____的鉴定手段。

5. 中药指纹图谱可依据_____、_____、_____的不同进行分类。

6. 中药指纹图谱按研究方法可分为_____和_____。

7. 药材（饮片）的特征图谱在供试液的制备过程中基本原则是_____和_____。

8. 中药生物学指纹图谱包括_____、_____和_____。

9. 建立中药指纹图谱的测定技术涉及众多分析手段，色谱法主要包括_____、_____和_____。

10. 国家药品监督管理部门《中药注射剂指纹图谱研究的技术要求》（暂行）规定，建立中药指纹图谱主要研究对象有_____、_____和_____。

11. 研究指纹图谱用的原药材、饮片、提取物及各类制剂和相关产品的收集量均不应少于_____个批次；留样量应不少于实验用量的_____倍。

12. 指纹图谱方法和条件须经过方法学验证，方法学验证的内容包括_____、_____和_____。

13. 指纹图谱的相似性用_____表达；相似度在_____之间为符合要求。

14. 指纹图谱的技术参数主要包括_____、_____、_____和_____。

15. 在中药制剂的特征图谱研究中，须对成方制剂与_____和_____之间的相关性进行分析。

四、名词解释

1. 中药指纹图谱
2. 中药特征图谱
3. 中药化学（成分）指纹图谱
4. 中药生物学指纹图谱
5. 参照物
6. 共有峰
7. 非共有峰
8. 精密度
9. 耐用性
10. 专属性

五、简答题

1. 何谓中药指纹图谱？其有何属性？
2. 简述中药指纹图谱分析样品如何收集。
3. 简述中药指纹图谱分析样品如何制备。
4. 中药指纹图谱的建立有哪些步骤和程序？
5. 中药指纹图谱有哪些应用？
6. 简述中药指纹图谱建立的基本原则。
7. 中药指纹图谱样品收集时，需注意哪些问题？
8. 建立中药指纹图谱时，应如何选择参照物？
9. 建立中药指纹图谱时，为什么要进行方法学验证？

六、论述题

1. 试述中药指纹图谱建立的意义。
2. 试述中药指纹图谱建立和辨认的方法和步骤。
3. 详述中药指纹图谱与特征图谱的区别。

4. 详述中药材（饮片）特征图谱研究应注意的内容。

5. 详述中药制剂特征图谱的技术要求。

参考答案

一、单项选择题

1. D　2. C　3. D　4. C　5. C　6. B　7. C　8. C　9. A　10. A
11. B　12. B　13. D　14. D　15. C　16. C　17. D

二、多项选择题

1. ACD　2. BC　3. ABCDE　4. ABCDE　5. AC　6. ABCD　7. ABCDE
8. ABCDE　9. BC　10. ABCD　11. ABCDE　12. ABCD

三、填空题

1. 整体性；模糊性

2. 系统性；特征性；稳定性

3. 供试品溶液的制备；参照物的选择；指纹图谱获取试验；指纹图谱的建立和
辨识

4. 综合的；可量化的

5. 应用对象；研究方法；测定技术

6. 中药化学指纹图谱；中药生物指纹图谱

7. 代表性；完整性

8. 中药材 DNA 指纹图谱；中药基因组学指纹图谱；中药蛋白组学指纹图谱等

9. 高效液相色谱（HPLC）法；气相色谱（GC）法；薄层扫描（TLCS）法

10. 原药材；中间体；注射剂的指纹图谱

11. 10；3

12. 专属性；耐用性（稳定性）；精密度（重复性和重现性）

13. 相似度；0.9～1.0

14. 总峰面积；各共有峰的相对保留时间；各共有峰的峰面积比值；非共有峰面积

15. 原药材；中间体

四、名词解释

1. 中药指纹图谱指某些中药材、中药提取物或中药制剂经适当处理后，采用一定
的分析手段得到的能够标示该中药特性共有峰的图谱。

2. 中药特征图谱指样品经过适当的处理后，采用一定的分析手段和仪器检测得到

的能够标识其中各种组分群特征共有峰的图谱。

3. 中药化学（成分）指纹图谱是指运用各种化学、物理学或物理化学分析技术建立的用以表征中药化学成分特征的指纹图谱，如色谱指纹图谱、光谱指纹图谱等，以色谱法应用最为广泛。

4. 中药生物学指纹图谱是指采用生物技术手段建立的用以表征中药生物学特征的指纹图谱，包括中药材 DNA 指纹图谱、中药基因组学指纹图谱、中药蛋白组学指纹图谱等。

5. 建立指纹图谱应设立参照物（或参照峰）。用"S"标示。一般选取中药（制剂）中容易获得的一个或一个以上主要活性成分或指标成分，主要用于考察指纹图谱的稳定程度和重现性，用于指纹图谱技术参数的确定。

6. 共有峰亦称特征峰，用阿拉伯数字标示。是指所有被检批次中均含有的相同指纹峰，来源于样品中的主要有效成分或指标成分。色谱法采用相对保留时间，光谱法采用波长或波数标定共有指纹峰。

7. 不能在每批次供试品中都出现的峰称为非共有峰。

8. 精密度是指规定条件下对均质样品多次取样进行一系列检测结果的接近程度（离散程度）。

9. 耐用性是指不同条件下分析同一样品所得测试结果的变化程度，是中药指纹图谱测定方法耐受环境变化的显示。

10. 专属性是指指纹图谱的测定方法对中药样品特征的分析鉴定能力。

五、简答题

1. 中药指纹图谱是指某些中药材、中药提取物或中药制剂经适当处理后，采用一定的分析手段得到的能够标示该中药特性共有峰的图谱。中药指纹图谱是一种综合的、可量化的半定量鉴别手段，它是建立在中药化学成分系统研究的基础上，主要用于评价中药材、饮片、中间体、中药成方制剂质量的真实性、稳定性和一致性，强调对图谱共有峰归属的辨识和图谱相似性的评价。因此，中药指纹图谱的基本属性是"整体性"和"模糊性"。

2. 样品收集是建立指纹图谱最初也是最关键的步骤。收集的样品必须有真实性和足够的代表性。研究指纹图谱用的原药材、饮片、提取物及各类制剂和相关产品的收集量均不应少于 10 个批次，每批供试品取样量应不少于 3 次检验量，并留有足够的观察样品。

3. 供试品制备需根据中药中所含化学成分的理化性质和检测方法选择适宜的制备方法，确保该中药的主要化学成分或有效成分在指纹图谱中得以体现。对于仅提取其中某类或数类成分的制剂和相关产品，可按化学成分的性质并参考生产工艺提取相应类别的成分，比如有效部位成分。

4. 方案设计；样品收集；供试品制备；参照物的选择和参照物溶液的制备；指纹

图谱获取试验；指纹图谱建立和辨识。

5. 中药指纹图谱技术已成为当前植物药领域国内外公认的质量控制方法。目前，指纹图谱技术主要用于鉴别中药材真伪，评价中药材的品质，监控中药提取物、中成药的质量，开展中药过程分析，控制和监督临床研究用"中药新药"的质量等。

6. 中药指纹图谱的建立，应体现系统性、特征性和稳定性三个基本原则。①系统性是指建立的中药指纹图谱所表征的化学成分应包括该中药有效部位所含的大部分成分，或指标性成分的全部。②特征性是指建立的中药指纹图谱所反映的化学信息（如相对保留时间）应具有较强的选择性，这些信息的综合结果，将能特征性地区分中药的真伪与优劣，成为中药自身的"化学条码"。③稳定性是指建立的中药指纹图谱在规定的方法、条件下的耐用程度，不同操作者、不同实验室重复做出的指纹图谱应在允许的误差范围内，以体现所建立的指纹图谱共有模式的通用性和实用性。

7. 样品收集时需注意：①不可将同一批次样品分散成数个批次充当样品。②原药材尽可能固定产地（GAP 基地药材、道地药材）、采收期和炮制方法。对光线稳定、疗效稳定、无临床不良反应的药材批次应重点选择。③中间体、注射剂样品的收集应重点选择工艺稳定、疗效稳定、无不良反应的批次。④留样量应不少于实验用量的 3 倍。

8. 建立指纹图谱应设立参照物（或参照峰）。指纹图谱参照物的选择一般选取中药（制剂）中容易获得的一个或一个以上的主要活性成分或指标成分，主要用于考察指纹图谱的稳定程度和重现性，用于指纹图谱技术参数的确定，如特征峰（共有峰）的相对保留时间、峰面积比值等计算，并有助于指纹图谱的辨认。

9. 指纹图谱实验方法学验证的目的是为了考察和证明建立的指纹图谱测定方法具有可靠性和可重复性，符合指纹图谱测定的要求。中药指纹图谱测定是一个复杂的分析过程，影响因素多，条件繁杂，合理的实验方法有效性评价是对测定整体过程和分析系统的综合验证，需要在建立指纹图谱方法时充分考虑。建立中药指纹图谱方法学验证包括专属性试验、精密度（重复性和重现性）试验及耐用性试验等。

六、论述题

1. 中药指纹图谱是一种综合的、可量化的半定量鉴别手段，它是建立在中药化学成分系统研究的基础上，主要用于评价中药材、饮片、中间体、中药成方制剂质量的真实性、稳定性和一致性，强调对图谱共有峰归属的辨识和图谱相似性的评价。

2. 色谱指纹图谱的试验条件确立后，应将获取的各批次供试品的指纹图谱逐一研究比较。用"S"标示参照物峰，用阿拉伯数字标示共有峰（亦称特征峰）。根据足够样品数（10 批次以上）测试结果所给出的峰数、峰面积值（积分值）和峰位（保留时间）等相关参数以及参照物的保留时间，计算指纹峰的相对保留时间、峰面积比值等。共有峰选取原则是，与相邻峰的分离度达到 1.2 以上，其他特征峰也达到一定分离，峰尖到峰谷的距离至少大于该峰高的 2/3 以上，如果未达到，则 2 个峰可以合并为 1 个峰计算。采用相关软件，对以上图谱进行拟合，制定对照指纹图谱（指纹图谱共有模式），以此作为药品指纹图谱检验的依据。

3. 中药特征图谱与指纹图谱的区别在于，指纹图谱是基于图谱的整体信息，用于中药质量的整体评价；而特征图谱是选取图谱中某些重要的特征信息，作为控制中药质量的重要鉴别手段。指纹图谱使样品所包含的主要成分在图谱中体现，满足有效信息最大化原则，表征待测样品所含成分的整体性；特征图谱则根据所确定的主要成分特征峰表征待测样品所含成分的专属性。

4. ①试验用样品应鉴定准确、来源固定、质量符合该品种标准项下的有关规定。②应用液相色谱建立特征图谱时，应进行色谱条件优化以保证信息最大化。选定的色谱条件应确保特征峰与相邻峰间达到分离要求。③制备供试溶液的基本原则是代表性和完整性。样品的制备必须能够充分保留样本的基本特性，并尽量使药材中的某类特征成分较多地在特征图谱中反映出来。④特征图谱的辨识应从整体的角度综合考虑，经对10批以上样品图谱的研究和比较，确定具有特征意义的峰作为特征峰，确定合理的参比峰，给以编号。⑤原则上应根据该药材所含主成分进行相关表征，并体现在特征图谱中，一般要求至少指认其中3个以上的有效成分、特征成分或主成分并对其比例作出规定。对色谱峰个数及指认色谱峰的相对保留时间和相对峰面积作出规定。

5. ①中药制剂的特征图谱技术要求除应包括中药材、提取物相关的特征图谱研究的主要内容外，还应同时建立药材、中间体的相应图谱。并须对成方制剂与原药材与中间体之间的相关性进行分析。②原药材、中间体、成方制剂特征图谱应具相关性，药材图谱中的特征或指纹峰在中间体和制剂的色谱图上应能指认。③应采用对照品或对照提取物作对照物。对色谱峰多的样品，对照品最好能设立2~3个，以便与对照图谱定位。特征图谱中具有特殊意义的峰应予以编号，对色谱峰个数及指认色谱峰的相对保留时间作出规定。④为确保特征图谱具有足够的信息量，必要时可使用两张以上特征图谱。

第六章　中药的含量测定 ▷▷▷▷

重点总结

一、常用含量测定方法

（一）化学分析法

化学分析法是以化学反应为基础的分析方法，包括重量分析法和滴定分析法。主要用于测定含量较高的成分及含矿物药的无机成分，如总生物碱、总酸类、总皂苷及矿物药等。一般需提取、分离、净化、浓缩富集后测定，无机元素测定要消化破坏有机成分后再测定。

1. 重量分析法　是采用适当的方法使待测组分从样品中分离出来，称量计算待测组分含量的方法。分为挥发法、萃取法和沉淀法。

2. 滴定分析法　是将已知准确浓度的标准溶液滴加到待测供试液中，根据标准溶液和待测物完全反应时所消耗的体积，计算待测组分含量。

（1）酸碱滴定法：适用于测定中药中的生物碱、有机酸类组分的含量。。

（2）沉淀滴定法：用于测定生物碱及含卤素的其他成分。最常用的是银量法。

（3）氧化－还原滴定法：适用于测定具有氧化还原性的物质，如含酚类、糖类及含 Fe、As 等成分的中药。可分为碘量法、高锰酸钾法和亚硝酸钠法等。

（4）配位滴定法：用于测定鞣质、生物碱及含 Ca^{2+}、Fe^{3+}、Hg^{2+} 等离子的矿物类制剂的含量。

（二）紫外－可见分光光度法

依据 Lambert-Beer 定律，要求被测成分本身或其显色产物对可见－紫外光具有选择性吸收。如总生物碱、总黄酮、总蒽醌、多糖等。

1. 吸收系数法　该法是测定供试液在规定波长处的吸收度，根据被测成分的吸收系数（E），依据 Lambert-Beer 定律，计算其含量。

2. 对照品比较法　在同样条件下配制对照品溶液和供试品溶液，在规定波长测定二者的吸收度，计算出供试品中被测成分的浓度或含量。

3. 标准曲线法 配制系列浓度的对照品溶液（5~7个），分别测定吸收度，绘制吸光度 - 浓度曲线（回归方程 $r > 0.999$），在相同条件下测定供试品溶液的吸光度应在线性范围内，即可求得被测成分的浓度或含量。

（三）薄层色谱扫描法

1. 基本原理 用一定波长的光照射在薄层板上，对薄层色谱中吸收紫外光或可见光的斑点，或经激发后能发射出荧光的斑点进行扫描，将扫描得到的图谱及积分数据用于药品的鉴别、杂质检查或含量测定。适合于测定本身具有荧光或经过适当处理后可产生荧光的物质。

2. 系统适用性试验

（1）比移值（R_f）：指从基线至展开斑点中心的距离与从基线至展开剂前沿的距离的比值。以在 0.2~0.8 之间为宜。

（2）检出限：供试品溶液中被测物质能被检出的最低浓度或量。一般采用已知浓度的供试品溶液或对照标准溶液，与稀释若干倍的自身对照标准溶液在规定的色谱条件下，在同一薄层板展开，后者显清晰可辨斑点的浓度或量作为检出限。

（3）分离度：要求定量峰与相邻峰之间有较好的分离度。

（4）相对标准偏差：同一供试品溶液在同一薄层板上平行点样的待测成分的峰面积测量值的相对标准偏差应不大于 5.0%；需显色后测定的或者异板的相对标准偏差应不大于 10.0%。

3. 定量分析 通常采用线性回归二点法计算，供试品溶液和对照品溶液交叉点于同一薄层板上，供试品点样不得少于 2 个，标准物质每一浓度不得少于 2 个。

（四）气相色谱法

气相色谱法主要用于鉴别及测定含挥发油及其他挥发性组分的含量，如冰片、薄荷脑等，还可用于中药及其制剂的检查，如含水量、含醇量、农药残留量的测定。

1. 系统适用性试验 包括理论塔板数、分离度、灵敏度、拖尾因子和重复性五个参数。

2. 实验条件的选择 包括固定相、柱温、载气、气化室（进样口）温度、检测室温度、进样量、检测器。

3. 定量分析方法 包括内标法、外标法、归一化法及标准溶液加入法。

4. 气相色谱 - 质谱联用法（GC-MS） 是集气相色谱法的高速、高分离效能、高灵敏度和质谱的高选择性于一体，通过总离子流图结合质谱图和综合气相保留值法能对多组分混合物进行定性鉴定和分子结构的准确判断，并通过峰匹配法、总离子流质量色谱法、选择离子检测法对待测物进行定量分析。

（1）GC-MS 联用仪的工作原理：多组分混合样品先经色谱分离后，进入质谱仪的离子源，在高真空下，受电子流轰击或强电流作用，离解成各具特征质量的碎片离子和分子离子，在磁场中被分离。收集、记录这些离子的信号及强度，可得总离子流色谱图和各组分的质谱图。

（2）数据的采集

①总离子流色谱图：以总离子流强度代替色谱仪器检测器的输出。

②质量色谱图：通过选择不同质量的离子做离子质量色谱图。

③选择离子监测图：质荷比的离子流强度随时间的变化曲线，可消除其他组分对待测组分的干扰，是进行微量成分定量分析常用的检测方法。

④质谱图：由总离子色谱图得到任一组分的质谱图。通常由色谱峰顶处得到相应的质谱图。

（五）高效液相色谱法

高效液相色谱法广泛用于中药的含量测定，也常用于中药的鉴别及检查中，成为中药检测中最常用的分析方法。

1. HPLC 实验条件的选择

（1）色谱柱：首选反相柱，大多数药物可用十八烷基硅烷键合硅胶（简称 C_{18} 或 ODS）为固定相，亲水性强的可选用正相分配色谱柱（氨基柱、氰基柱）或硅胶吸附色谱柱等；多糖类可选用凝胶色谱。应考虑被分离物质的化学结构、极性和溶解度等因素。

（2）流动相：在固定相一定时，流动相的种类、配比、pH 值及添加剂等显著影响分离效果。

（3）洗脱方式：分为等度洗脱与梯度洗脱。等度洗脱是流动相的组成保持恒定，适于组分数少、性质差别不大的样品。梯度洗脱适于分析组分数多、性质相差较大的复杂混合物样品。

（4）检测器：①紫外检测器：是 HPLC 应用最普遍的检测器，灵敏度高，噪音低，线性范围宽，只能用于有紫外吸收的物质。②荧光检测器：灵敏度比紫外检测器高，只适用于能产生荧光或其衍生物能发荧光物质。③蒸发光散射检测器：是一种通用型检测器，主要用于检测糖类、高分子化合物、甾体等。对有紫外线吸收的样品组分检测灵敏度比 UVD 低，且只适用于挥发性流动相。④电化学检测器：安培检测器用于能氧化、还原的有机物质检测，电导检测器主要用于离子色谱。⑤示差折光检测器：利用组分与流动相折射率之差进行检测。该检测器对多数物质的灵敏度低，对少数物质检测灵敏度较高，尤适合于糖类的检测。

2. HPLC 前处理

（1）流动相的处理：包括溶剂的纯化、流动相脱气、过滤、缓冲溶液的处理。

（2）样品的处理：将待测物质有效地从样品基质中释放出来，制备成便于 HPLC 分析测定的稳定试样；除去杂质、纯化样品、浓缩样品或进行衍生化使样品的形式及所用溶剂符合 HPLC 的要求。

3. HPLC 系统适用性试验 包括理论塔板数、分离度、灵敏度、拖尾因子和重复性等参数。

4. 定量分析方法 包括外标法、内标法及面积归一化法。常以外标法计算含量，进行体内药物分析时，由于生物样品的基质干扰较大，样品前处理过程繁杂等因素，常以内标法计算含量。另外，可采用面积归一化法粗略计算杂质含量。

5. 离子色谱法（ion chromatography，IC） 系采用高压输液泵系统将规定的洗脱液泵入装有填充剂的色谱柱对可解离物质进行分离测定的色谱方法。离子色谱法常用于无机阴离子、无机阳离子、有机酸、糖醇类等物质的定性、定量分析。其分离机制主要为离子交换。

（1）分析技术与条件选择

①色谱柱：有机聚合物载体填充剂最为常用，一般为苯乙烯-二乙烯基苯共聚物、乙基乙烯基苯-二乙烯基苯共聚物、聚甲基丙烯酸酯或聚乙烯聚合物等有机聚合物。这类载体的表面通过化学反应键合了大量阴离子交换功能基（如烷基季铵、烷醇季铵等）或阳离子交换功能基（如磺酸、羧酸等），分别用于阴离子或阳离子的交换分离。

②洗脱液：分离阴离子常采用稀碱溶液、碳酸盐缓冲液等；分离阳离子常采用稀甲烷磺酸溶液等。通过调节洗脱液 pH 值或离子强度可提高或降低洗脱液的洗脱能力；在洗脱液内加入适当比例的有机改性剂，如甲醇、乙腈等可改善峰形。水应纯化处理，电阻率大于 $18M\Omega \cdot cm^{-1}$。

③检测器：电导检测器主要用于测定无机阴离子、无机阳离子和部分极性有机物，如羧酸等。抑制型电导检测器，即使用抑制器将具有较高电导率的洗脱液在进入检测器之前中和成具有极低电导率的水或其他较低电导率的溶液，从而显著提高电导检测的灵敏度。

安培检测器用于分析解离度低、但具有氧化或还原性质的化合物。直流安培检测器可以测定碘离子、硫氰酸根离子和各种酚类化合物等。积分安培检测器和脉冲安培检测器则常用于测定糖类和氨基酸类化合物。

紫外检测器适用于在高浓度氯离子等存在下痕量的溴离子、亚硝酸根离子、硝酸根离子以及其他具有强紫外吸收成分的测定。柱后衍生-紫外检测法常用于分离分析过渡金属离子和镧系金属离子等。

原子吸收光谱、原子发射光谱（包括电感耦合等离子体原子发射光谱）、质谱（包括电感耦合等离子体质谱）也可作为离子色谱的检测器。离子色谱在与蒸发光散射检测器或（和）质谱检测器等联用时，一般采用带有抑制器的离子色谱系统。

（2）样品处理：对于基质简单的澄清水溶液一般通过稀释和经 $0.45\mu m$ 滤膜过滤后直接进样分析。对于基质复杂的样品，可通过微波消解、紫外光降解、固相萃取等方法去除干扰物后进样分析。

（3）定量分析方法：同 HPLC 法。

6. 高效液相色谱-质谱联用法 是集 HPLC 的高分离能力与 MS 的高灵敏度、极强的结构解析能力、高度的专属性和通用性、分析速度快于一体，用于药品质量控制、体内药物分析和药物代谢研究。

（1）中药成分的含量测定：是检测中药低含量成分及微量物质的重要技术。对于无紫外吸收的成分，LC-MS表现出突出的有龟甲胶的鉴别、苦楝皮中川楝素的测定等。

（2）农药残留检测：LC-MS的多反应监测模式使得其在抑制基质干扰、提高检测器灵敏度和选择性等方面较GC-MS具有更大优势，能很好地检测抗生素在动植物中的残留。

（3）中药材中真菌毒素检测：药材中黄曲霉毒素 B_1、B_2、G_1 及 G_2 的限量都用LC-MS检测。

（4）中药中非法添加化学药物的检验：检测补肾壮阳类中成药中非法添加的西地那非、伐地那非及他达那非；降血糖类中成药中掺入的盐酸二甲双胍和格列本脲；中成药中添加激素类曲安西龙、泼尼松、甲泼尼龙。

（六）原子吸收分光光度法

原子吸收分光光度法是基于从光源辐射出具有待测元素特征谱线的光，通过试样蒸气时被待测元素的基态原子所吸收，由辐射谱线被减弱的程度来测定试样中该元素的含量。该法服从 Lambert-Beer 定律，用于中药中重金属、毒害元素及微量元素的检测。

1. 定量分析方法 标准曲线法、标准加入法、内标法。

2. 样品的处理 溶液进样通常需要分解试样，用酸溶解或碱熔融，无机试样如矿物药采用稀酸、浓酸或混合酸处理，酸不溶物质采用熔融法。有机试样通常先进行消化处理，以除去有机物基体，消化后的残留物再用合适的酸溶解。主要分干法消化和湿法消化，被测元素若是易挥发的元素（如 Hg、As 等），则不能采用干法消化。

石墨炉原子化器可直接分析固体试样，采用程序升温，以分别控制试样干燥、消化和原子化过程，使易挥发或易热解的基体在原子化阶段之前除去。

（七）等离子体质谱法

等离子体质谱法（ICP-MS）是以电感耦合等离子体作为离子源，以质谱进行检测的无机多元素分析技术。

1. ICP-MS 的特点

（1）优点：多元素快速分析、动态线性范围宽、检测限低；在大气压下进样，便于与其他进样技术联用（HPLC-ICP-MS）；可进行同位素、单元素和多元素及有机物中金属元素分析。

（2）缺点：运行费用高，需要有好的操作经验；样品介质的影响较大；CP高温引起化学反应的多样化，经常使分子离子的强度过高，干扰测量。

2. 基本原理 被分析样品通常以水溶液的气溶胶形式引入氩气流中，进入由射频能量激发的处于大气压下的氩等离子体中心区；等离子的高温使样品去溶剂化、气化解离和电离；部分等离子体经过不同的压力区进入真空系统，在真空系统内，正离子被拉出并按其质荷比分离；检测器将离子转化为电子脉冲，然后由积分测量线路计数；电子脉冲的大小与样品中分析离子的浓度有关，通过与已知的标准或参比物质比较，实现未知样品的痕量元素定量分析。

3. 样品处理　供试品溶液制备所用试剂一般是酸类，包括硝酸、盐酸、过氧化氢、高氯酸、硫酸、氢氟酸，以及混合酸如王水等，纯度应为优级纯。其中硝酸引起的干扰最小，是样品制备的首选酸。所用水应为去离子水（电阻率应不小于 $18M\Omega \cdot cm^{-1}$）。同时制备试剂空白，标准溶液的介质和酸度应与供试液保持一致。

微波消解法所需试剂少，消解效率高，对于降低试剂空白值、减少样品制备过程中的污染或待测元素的挥发损失以及保护环境都是有益的，可作为首选方法。样品消解后根据待测元素含量定容至适当体积后即可进行质谱测定。

对于液体样品，应根据样品的基质、有机物含量和待测元素含量等情况，选用直接分析、稀释或浓缩后分析、消化处理后分析等不同的测定方式。

4. 测定法　包括标准曲线法、内标校正的标准曲线法、标准加入法。

二、含量测定方法选定原则及验证

中药的含量测定是指用物理、化学或生物的方法，对中药所含有的有效（毒）成分、指标成分或类别成分进行测定，以评价其内在质量、保证中药安全有效的项目和方法。

（一）含量测定指标选定

1. 测定成分的选择

（1）选择有效成分，保证中药的有效性：首选有效成分作为含量测定指标，中药制剂首先测定君药的成分，其次是臣药、佐使药。含量特别低的有效成分不宜作为含量测定指标。

（2）选择毒性成分，保证中药的安全性：一是毒效成分，既有毒性，又是治疗疾病的物质基础，需要建立合理的含量区间；二是不具有治疗作用的毒性成分，要严格控制含量限度。

（3）选择不稳定成分，控制中药的质量稳定性：对理化性质不稳定成分或者易损失成分如冰片、樟脑、挥发油等，应建立含量测定方法，规定合理的含量范围，并制定有效期和相应包装贮存条件，保证有效期内中药质量的稳定有效。

（4）测定总成分或有效部位：中药的有效成分往往不是单一成分，可能是同一结构类型的多种成分共同构成的有效部位。

（5）测定专属性成分：常多种中药含有共同成分，不具有专属性，以此类成分为指标成分测定含量就不能很好的发挥质量控制的作用和意义。

2. 分析策略选择 单味中药所含成分众多，测定所有的有效成分、毒性成分才能控制中药的有效性和安全性，在选择测定成分、种类、数量时要综合考虑，达到简便、有效、经济、实用。

（1）多成分测定：中药的有效成分往往是物质群，只有综合考虑各药味所含的有效成分、特征成分、毒性成分及处方中多数药味的制备工艺等，建立较为全面的多成分含量测定质量标准，才能确保药品的稳定性、可控性、安全性和有效性。

一测多评法（QAMS）：是通过中药有效成分之间存在的内在函数关系和比例关系，测定中药中某个代表性成分（易得、廉价、有效）的含量，根据相对校正因子可计算出该中药中其他多种待测成分（对照品难以获得或难供应）的含量，使其计算值与实测值符合定量方法学要求的一种多指标同步质量控制方法。

（2）单一成分测定：单一成分含量测定所选指标是药效明确、含量较高、专属性强的成分。

（3）总成分或有效部位测定：对于有效成分类型或有效部位明确、含量较高，且有效成分数量较多的中药，如含较多总黄酮、总皂苷、总生物碱、总有机酸、总挥发油的中药，不仅可测定其单一或多成分含量，也可考虑增加总成分或有效部位的测定。

（二）含量测定方法选择

1. 依据测定对象组成 测定单一物质一般采用色谱法，使被测成分分离并进行测定；测定对象是混合物，如某一类成分（总生物碱、总黄酮等），一般用化学分析法或分光光度法。

2. 依据测定物质类型 测定无机物，如矿物药、微量元素或有毒、有害元素，可以用离子色谱法、原子分光光度法或等离子体质谱法。含量高的无机物还可用化学分析法。若被测物质是大分子，如多糖等可采用凝胶色谱法。

3. 依据测定成分性质 酸碱物质可用其结构中酸碱官能团在不同的酸碱环境中解离后颜色不同，采用比色法；挥发性大的物质可用气相色谱法；有共轭双键的物质可用分光光度法或液相色谱法。

4. 依据测定成分含量 若测定物质含量较高，属于常量分析，一般采用化学分析法，如矿物药的分析；如果是微量分析，一般采用仪器分析法。当中药中成分复杂，含量极低，一般的分析方法难以解决问题，可以采用联用分析技术，提高测定分离度和灵敏度。

（三）含量测定方法验证

目的是证明采用的分析方法是否适合于相应检测要求。对分析方法的验证可以作为对分析方法的评估尺度，也可作为建立新的分析方法的实验研究依据。在建立中药质量标准、处方、工艺等变更或改变原分析方法时，需对分析方法进行验证。方法验证的内容主要有准确度、精密度、专属性、检测限、定量限、线性、范围和耐用性。

1. 准确度（accuracy） 是指用该方法测定的结果与真实值或参考值接近的程度，一般用回收率（%）表示。

（1）测定方法：向已知被测成分含量的供试品中再精密加入一定量的已知纯度的被测成分对照品，依法测定。用实测值与供试品中含有量之差，除以加入对照品量计算回收率。

（2）数据要求：在规定范围内，取同一浓度的供试品，用 6 个测定结果进行评价；或设计 3 个不同浓度，每个浓度制备 3 份供试品溶液，用 9 个测定结果进行评价，一般中间浓度加入量与所取供试品中待测成分含量之比控制在 1 : 1 左右，高、中、低浓度对照品加入量与所取供试品中待测定成分量之比控制在 1.5 : 1、1 : 1、0.5 : 1 左右。

中药含量测定的回收率一般要求在 95% ~ 105%，一些方法操作步骤繁复，可要求略低，但要在 90% ~ 110%。RSD 一般应在 3% 以内。

2. 精密度（precision） 是指在规定的测试条件下，同一个均匀供试品，经多次取样测定所得结果之间的接近程度。精密度一般用偏差（d）、标准偏差（SD）或相对标准偏差（RSD）表示。精密度包含重复性、中间精密度和重现性。

（1）重复性：在相同条件下，由同一分析人员在较短间隔时间内测定所得结果的精密度称为重复性（repeatability）。

（2）中间精密度：在同一实验室，不同时间由不同分析人员用不同设备测定结果之间的精密度，称为中间精密度（intermediate precision）。为考察随机变动因素对精密度的影响，应进行中间精密度试验。变动因素包括不同日期、不同分析人员、不同设备等。

（3）重现性：在不同实验室，由不同分析人员测定结果之间的精密度，称为重现性（reproducibility）。当分析方法将被法定标准采用时，应进行重现性试验。应注意重现性试验用的样品本身的质量均匀性和贮存运输中环境影响因素，以免影响重现性结果。精密度实验的相对标准偏差（$RSD\%$）一般应小于 3%。

2. 专属性 是指在其他成分（如杂质、降解产物、辅料等）存在下，采用的方法能正确测定被测成分的能力。常用阴性对照法来考察分析方法的专属性，即以被测成分与除去该成分或除去该药材的成药进行对照，考察被测成分的响应是否受到干扰组分的影响。

3. 检测限（limit of detection，LOD） 是指供试品中被测物能被测出的最低量。一般以信噪比为 3 : 1 或 2 : 1 时相应浓度或注入仪器的量确定检测限。

4. 定量限（limit of quantification，LOQ） 是指供试品中被测成分能被定量测定的最低量。对微量或痕量药物分析、定量测定药物杂质和降解产物时，应确定方法的定量限。一般以信噪比为 10 : 1 时相应浓度或注入仪器的量进行确定。

5. 线性（linearity） 是指在设计的范围内，测试结果与供试品中被测物浓度呈正比关系的程度。至少制备 5 个不同浓度的对照品溶液进行测定。要求相关系数 $r \geqslant 0.999$，薄层色谱扫描定量中，$r \geqslant 0.995$ 即可。

6. 范围（linear range）　是指分析方法能达到一定精密度、准确度和线性要求时的高低限浓度或量的区间。范围应根据线性、准确度、精密度结果及要求确定。对于有毒的、具有特殊功效或药理作用的成分，其范围应大于被限定含量的区间。溶出度或释放度中的溶出量测定，范围应为限度的 ±20% 。

7. 耐用性（robustness）　是指在测定条件有小的变动时，测定结果不受影响的承受程度。

液相色谱法变动因素指流动相的组成比例或 pH 值，不同厂牌或不同批号的同类型色谱柱、柱温、流速及检测波长等。

气相色谱法的变动因素：不同厂牌或批号的色谱柱、固定相，不同类型的担体及柱温、进样口和检测器温度等。

薄层色谱法的变动因素：不同厂牌的薄层板，点样方式及展开时的温度、湿度的变化等。

习　题

一、单项选择题

1. 化学分析法主要适用于测定中药中（　　）
   A. 含量较高的一些成分及矿物药中的无机成分
   B. 微量成分
   C. 某单一成分
   D. 紫外有吸收的成分

2. 酸碱滴定法适用于测定中药中（　　）的含量
   A. 酸碱单体组分　　　　　　　　　B. 弱有机酸、生物碱
   C. 水中溶解度较大的酸碱组分　　　D. 总生物碱、总有机酸组分

3. 测定总皂苷采用的方法是（　　）
   A. HPLC 法　　　　　　　　　　　B. GC 法
   C. 原子吸收分光光度法　　　　　　D. 紫外 – 可见分光光度法

4. 对某中药颗粒中黄连所含盐酸小檗碱进行测定，应采用的方法是（　　）
   A. 直接荧光法　　　　　　　　　　B. 制备荧光衍生物
   C. 化学引导荧光法　　　　　　　　D. 荧光淬灭法

5. 气相色谱法用于中药的定量分析主要适用于（　　）
   A. 含挥发油成分及其他挥发性组分的制剂
   B. 含酸类成分的制剂
   C. 含苷类成分的制剂
   D. 含生物碱类成分的制剂

6. 麝香中麝香酮的定量方法最常用的是（　　）
    A. 紫外分光光度法　　　　　　　　B. 薄层扫描法
    C. 气相色谱法　　　　　　　　　　D. 荧光分析法

7. 应用 GC 法进行中药制剂有效成分含量测定，最常用的定量方法是（　　）
    A. 外标法　　　　　　　　　　　　B. 内标法
    C. 面积归一化法　　　　　　　　　D. 标准物质加入法

8. 中药制剂分析中 GC 法应用最广泛的检测器是（　　）
    A. FID　　　　　　　　　　　　　B. NPD
    C. ECD　　　　　　　　　　　　　D. UVD

9. GC 法或 HPLC 法用于中药制剂的含量测定时，定量的依据是（　　）
    A. 保留时间　　　　　　　　　　　B. 峰面积
    C. 分离度　　　　　　　　　　　　D. 拖尾因子

10. 中药检测中最常用的分析方法是（　　）
    A. 紫外分光光度法　　　　　　　　B. 薄层扫描法
    C. 气相色谱法　　　　　　　　　　D. 液相色谱法

11. 中药分析中，采用 HPLC 法进行指标成分定量测定时最常用的色谱柱是
（　　）
    A. C_{18}反相柱（ODS）　　　　　　B. C_8 反相柱
    C. 氨基柱　　　　　　　　　　　　D. 硅胶吸附柱

12. 紫外 – 可见分光光度法能测定的中药成分是（　　）
    A. 人参中人参皂苷 Rg_1　　　　　B. 黄芩中黄芩苷
    C. 黄芩总黄酮　　　　　　　　　　D. 丹参中丹酚酸 B

13. 中药分析中最适合采用 HPLC 法测定的成分是（　　）
    A. 冰片　　　　　　　　　　　　　B. 黄芩苷、葛根素等单体成分
    C. 总生物碱　　　　　　　　　　　D. 炽灼残渣

14. 采用 RP-HPLC 离子抑制色谱法测定中药制剂中丹参素、阿魏酸，分离及测定
最重要的影响因素是（　　）
    A. 测定波长　　　　　　　　　　　B. 流速
    C. 温度　　　　　　　　　　　　　D. pH 值

15. 采用 HPLC 法进行含量测定，常采用的定量方法是（　　）
    A. 内标法　　　　　　　　　　　　B. 外标法
    C. 面积归一化法　　　　　　　　　D. 内加法

16. 中药分析中，大多数组分均在可见、紫外区有吸收，这类组分通常采用的检测
器是（　　）
    A. 荧光检测器（FD）　　　　　　　B. 紫外检测器（UVD）
    C. 示差折光检测器（RID）　　　　　D. 蒸发光散射检测器（ELSD）

17. 当采用 HPLC 法测定黄芪甲苷（紫外末端吸收）含量时，应采用的检测器是（   ）

    A. 紫外检测器（UVD）   B. 荧光检测器（FD）

    C. 蒸发光散射检测器（ELSD）   D. 电化学检测器（ECD）

18. 原子吸收分光光度法在中药分析主要用于测定（   ）

    A. 含水量   B. 重金属元素及微量元素

    C. 黄酮类成分   D. 生物碱类成分

19. 应用原子吸收分光光度法测定中药制剂中某金属元素含量时，最常用的定量方法是（   ）

    A. 标准加入法   B. 标准曲线法

    C. 内标法   D. 外标法

20. 测定龙牡壮骨颗粒中钙的含量应采用的方法是（   ）

    A. 化学分析法   B. 原子吸收分光光度法

    C. 高效液相色谱法   D. 可见分光光度法

21. 评价中药制剂含量测定方法的回收试验结果时，一般要求（   ）

    A. 回收率在 $85\% \sim 115\%$、$RSD \leqslant 5\%$（$n \geqslant 5$）

    B. 回收率在 $95\% \sim 105\%$、$RSD \leqslant 3\%$（$n \geqslant 5$）

    C. 回收率在 $80\% \sim 100\%$、$RSD \leqslant 10\%$（$n \geqslant 9$）

    D. 回收率 $\geqslant 80\%$、$RSD \leqslant 5\%$（$n \geqslant 5$）

22. 回收率试验是在已知被测物含量（A）的试样中加入一定量（B）的被测物对照品进行测定，得总量（C），则（   ）

    A. 回收率（%）＝（C－B）/A×100%

    B. 回收率（%）＝（C－A）/B×100%

    C. 回收率（%）＝B/（C－A）×100%

    D. 回收率（%）＝A/（C－B）×100%

23. 对下列含量测定方法验证指标描述正确的是（   ）

    A. 精密度是指测定结果与真实值接近的程度

    B. 准确度是经多次取样测定同一均匀样品，各测定值彼此接近的程度

    C. 中药含量测定的准确度以回收率表示，精密度以标准偏差或相对标准偏差表示

    D. 检测限是指信噪比达到 10∶1

24. 分析方法的重复性考察因素有（   ）

    A. 不同实验室和不同分析人员

    B. 不同仪器和不同批号的试剂

    C. 不同分析环境

    D. 同一分析人员在短的间隔时间进行测定的再现性

25. 考察分析方法的重现性需考虑的因素是（　　）
    A. 不同实验室和不同分析人员
    B. 不同仪器和不同批号的试剂
    C. 不同分析环境
    D. 同一分析人员在短的间隔时间测定的再现性

二、多项选择题

1. 化学分析法用于中药制剂中（　　）成分的含量测定
   A. 单体　　　　　　　　　　　B. 总有机酸
   C. 总生物碱　　　　　　　　　D. 总鞣质
   E. 黄芩苷

2. 中药中总生物碱的含量测定方法有（　　）
   A. 重量法　　　　　　　　　　B. 光谱法
   C. 滴定分析法　　　　　　　　D. 高效液相色谱法
   E. 气相色谱法

3. 配位滴定法是以配位反应为基础的一种滴定方法，包括 EDTA 法和硫氰酸铵法等。在中药分析中，主要用于测定（　　）等成分的含量
   A. 鞣质类　　　　　　　　　　B. 生物碱类
   C. 有机酸类　　　　　　　　　D. Ca^{2+}、Fe^{3+}、Hg^{2+}
   E. 黄酮类

4. 中药中有效成分的含量测定方法有（　　）
   A. 化学分析法　　　　　　　　B. 可见－紫外分光光度法
   C. 气相色谱法　　　　　　　　D. 薄层色谱法
   E. 原子吸收分光光度法

5. 在薄层色谱分析中，采用（　　）方法可减少边缘效应
   A. 层析槽有较好的气密性
   B. 在层析槽内壁贴上浸湿展开剂的滤纸条
   C. 减小薄层板的厚度
   D. 在层析槽内放置一些装有展开剂的辅助容器
   E. 使用大的层析缸

6. 根据《中国药典》标准，以色谱法建立中药有效成分含量测定方法时，需对仪器进行系统适用性试验，该试验包括（　　）
   A. 色谱柱的最小理论塔板数　　B. 分离度
   C. 拖尾因子　　　　　　　　　D. 重复性
   E. 准确度

7. 应用气相色谱法测定中药制剂中挥发油含量时，应注意（　　）等实验条件的

选择

 A. 固定相   B. 柱温

 C. 进样量   D. 检测器

 E. 检测波长

8. 对一些热稳定性或挥发性差的组分，如果要进行气相色谱分析，常用以下（　　）方法处理

 A. 萃取法   B. 结晶法

 C. 分解法   D. 衍生物法

 E. 超临界流体萃取法

9. LC – MS 在中药分析中的应用主要在于（　　）

 A. 中药成分的含量测定

 B. 农药残留检测

 C. 中药材中真菌毒素检测

 D. 中药制剂中非法添加化学药物的检验

 E. 重金属检查

10. 属于考察 HPLC 耐用性的变动因素有（　　）

 A. 流动相的组成、pH 和流速 B. 不同批次的试剂

 C. 不同批次或厂牌的色谱柱 D. 不同的分析人员

 E. 不同的供试品

11. HPLC 法是目前中药制剂最重要的质控手段之一，下列针对 HPLC 的说法正确的是（　　）

 A. 对样品的分离鉴定不受挥发性、热稳定性及分子量的影响

 B. 分离效能高，速度快

 C. 能分离所含组分结构相似和组成复杂的样品

 D. 用于制备性分离

 E. 可以测定总皂苷含量

12. 在高效液相色谱中，要改善两个组分的分离度，可采取下列（　　）措施

 A. 增加柱长   B. 改用灵敏的检测器

 C. 更换固定相   D. 更换流动相

 E. 改变检测波长

13. 原子吸收分光光度法测定前，试样通常须经（　　）等预处理

 A. 试样分解   B. 消化处理

 C. 超声波脱气   D. 转化为溶液样品

 E. 连续回流提取

14. 中药中黄酮类成分的含量测定方法通常有（　　）

 A. 分光光度法   B. 薄层扫描法

C. 高效液相色谱法　　　　　　　　D. 化学分析法

E. 气相色谱法

15. 下列关于分析方法效能指标的概念描述正确的有（　　　）

A. 在大多数情况下研究分析方法的精密度是指重现性

B. 被法定标准采用的分析方法是进行过重现性试验的或通过协同检验的

C. 选择性是指在样品中有其他组分共存时，该分析方法对被测物准确而专属的测定能力

D. 耐用性是指在测定条件有小的变动时，测定结果受影响的承受能力

E. 准确度一般用精密度表示

16. 考察一种分析方法的选择性时常用的方法有（　　　）

A. 对供试品作多次测定，比较分析结果

B. 对供试品和添加被测成分的供试品同时测定，比较分析结果

C. 被测成分与除去该成分的成药同时测定，比较分析结果

D. 被测成分与除去含该成分药材的成药同时测定，比较分析结果

E. 通过阳性对照，比较分析结果

17. 考察分析方法的重现性，其影响因素有（　　　）

A. 不同实验室　　　　　　　　　　B. 不同分析人员

C. 不同分析环境　　　　　　　　　D. 不同测试耗用时间

E. 同一批样品取 6 份测定

三、填空题

1. 化学分析法是以物质的化学反应为基础的经典分析方法，包括＿＿＿＿＿＿法和＿＿＿＿＿＿法。

2. 紫外 – 可见分光光度法常用的定量方法有＿＿＿＿＿＿、＿＿＿＿＿＿、＿＿＿＿＿＿。

3. 采用 GC、HPLC 建立中药定量分析方法时，系统适用性试验包括＿＿＿＿＿＿、＿＿＿＿＿＿、＿＿＿＿＿＿、＿＿＿＿＿＿、＿＿＿＿＿＿。

4. 对中药的含量测定方法进行评价时，常用验证内容有＿＿＿＿＿＿、＿＿＿＿＿＿、＿＿＿＿＿＿、＿＿＿＿＿＿、＿＿＿＿＿＿、＿＿＿＿＿＿、＿＿＿＿＿＿。

5. 中药含量测定方法的准确度一般用＿＿＿＿＿＿表示，而精密度一般用＿＿＿＿＿＿表示。

6. 用薄层色谱扫描法测定时，系统适应性试验包括＿＿＿＿＿＿、＿＿＿＿＿＿、＿＿＿＿＿＿和相对标准偏差。

7. 离子色谱法最常用的检测器为＿＿＿＿＿＿，其他检测器还有＿＿＿＿＿＿、＿＿＿＿＿＿、＿＿＿＿＿＿。

8. 在液相色谱中，可供选择的流动相的范围较宽，且还可组成多元溶剂系统与不同配比；在固定相一定时，流动相的＿＿＿＿＿＿、＿＿＿＿＿＿、pH 值及添加剂等均能显著

影响分离效果，因此 HPLC 中流动相的选择至关重要。

9. HPLC 法最常用的检测器是_____，但对于皂苷等紫外末端吸收的组分，可采用_____。

10. 原子吸收分光光度法服从 Lambert-Beer 定律，主要应用于_____的检测，常用的定量方法有_____、_____、_____。

11. 专属性是指在其他成分（如杂质、降解产物、辅料等）存在下，采用的方法能正确测定被测成分的能力。常用_____来考察分析方法的专属性。

12. 检测限是指供试品中被测物能被测出的最低量，一般要求信噪比为_____。

13. 定量限是指供试品中被测成分能被定量测定的最低量，一般要求信噪比为_____。

14. 耐用性是指在测定条件有小的变动时，测定结果不受影响的程度。液相色谱法的变动因素指流动相_____、_____色谱柱、柱温、流速及检测波长等。

15. 重现性是指在不同实验室，由_____测定的结果之间的精密度。

四、名词解释

1. 化学分析法
2. 一测多评法
3. 回收率
4. 专属性
5. 耐用性
6. 检测限
7. 定量限
8. 重复性
9. 含量测定方法验证

五、简答题

1. 简述化学分析法及其特点和适用性。
2. 简述酸碱滴定法测定中药中生物碱含量的方法。
3. 简述紫外－可见分光光度法测定中药成分含量的特点及适用性。
4. 简述紫外－可见分光光度法定量检测的方法。
5. 简述薄层色谱扫描法的基本原理。
6. 写出 HPLC 法测定中药成分的检测器及其适应性。
7. 简述气相色谱法在中药分析中应用。
8. 简述应用气相色谱法进行中药分析时需考虑的实验条件。
9. 简述 GC、HPLC 建立中药有效成分测定方法的系统适用性试验。
10. 简述原子吸收分光光度法测定时样品的处理方法。

11. 简述原子吸收分光光度法的测定原理。

12. 简述高效液相色谱法进行定量分析的方法及适用方向。

13. 简述高效液相色谱－质谱联用法在中药分析中的应用。

14. 简述一测多评法的原理。

15. 简述各种色谱法分析时的变动因素。

六、论述题

1. 试述中药常用的分析方法及适用性。

2. 试述原子吸收分光光度法和等离子体质谱法在测定中药中元素的原理及特点。

3. 试述中药含量测定成分选择原则。

4. 试述含量测定方法的选择原则。

5. 试述 HPLC 实验条件的选择。

七、计算题

1. 左金丸中小檗碱的含量测定。精密称取本品粉末 1.025g，置索氏提取器中，加盐酸－甲醇（1:100）适量，加热回流至提取液无色。将提取液移至 50mL 量瓶中，加盐酸－甲醇（1:100）稀释至刻度，摇匀。精密量取 5mL，置氧化铝柱上，用乙醇 25mL 洗脱，收集洗脱液，置 50mL 量瓶中，加乙醇至刻度，摇匀。精密量取 2mL，置 50mL 量瓶中，用 0.05mol/L 硫酸液稀释至刻度，摇匀。照分光光度法，在 345nm 处测定吸收度为 0.382。另外，测得本品的干燥失重为 7.23%，已知盐酸小檗碱（$C_{20}H_{17}NO_4 \cdot HCl$）的吸收系数（$E_{1cm}^{1\%}$）为 728，本品按干燥品计算，每 1g 含生物碱以盐酸小檗碱（$C_{20}H_{17}NO_4 \cdot HCl$）计，不得小于 60mg。问本品中盐酸小檗碱的含量是否合格？

2. 在含丁香挥发油的制剂分析中，以正十八烷为内标物，丁香酚为标准品，经色谱分析数据以重量比 W_i/W_s 为纵坐标，峰面积比 A_i/A_s 为横坐标，标准曲线的回归方程为：$Y = 1.40X + 0.008$，精密称取丁香酚试样 300mg，经处理后，加入内标物正十八烷溶液 1mL（5mg/mL）定容至 2.5mL，吸取 1L 进样，测得样品色谱图上丁香酚与正十八烷峰面积比为 0.084，试计算丁香酚的百分含量。

3. 以内标法测定某样品中薄荷脑含量，以萘为内标物测得，薄荷脑相对校正因子为 1.33。精密称取样品 0.5103g，萘 0.1068g，置于 10mL 容量瓶中，用乙醚稀释至刻度，进行色谱测定。得薄荷脑峰面积为 5.22，萘峰面积为 54.36，计算样品中薄荷脑的百分含量。

4. 用薄层吸收扫描法测定黄连中小檗碱含量，由方法学考察证明工作曲线过原点。现进行如下实验，在同一薄板上，分别取浓度为 2.00g/L 标准溶液和供试品溶液（取生药黄连 0.300g，提取后定容 10.00mL），点样体积为 2μL，由薄层扫描仪测得峰面积为 $A_s = 58541.80$，$A_i = 78308.30$，计算黄连药材中小檗碱含量。

5. HPLC 法测定丹参中丹酚酸 B 的含量，取丹参粉末（过三号筛）约 0.15g，精密称定。置于100mL锥形瓶中，加80%甲醇50mL，超声30分钟，放冷，再用80%甲醇补足失重，摇匀，滤过，取续滤液5mL于10mL量瓶中，80%甲醇至刻度，摇匀，用0.45μm微孔滤膜滤过，作为供试品溶液。精密称取丹酚酸B对照品，置于棕色量瓶中，用80%甲醇溶解定容，摇匀，混合，即得对照品溶液（49.7μg/mL）。吸取上述两种溶液各20μL，注入液相色谱仪，记录峰面积$A_{对}=448000$，$A_{供}=611542$，计算丹参中丹酚酸B的含量。

6. HPLC法测定丹参中丹参酮的含量，取丹参粉末（过三号筛）约0.3g，精密称定。置于100mL锥形瓶中，加甲醇50mL，超声30分钟，放冷，再用甲醇补足失重。摇匀，滤过，取续滤液，用0.45μm微孔滤膜滤过，作为供试品溶液。分别配制丹参酮ⅡA、隐丹参酮、丹参酮Ⅰ对照品溶液，用0.45μm微孔滤膜滤过，续滤液即为丹参酮混合对照品溶液。

（1）精密吸取上述溶液注入液相色谱仪，记录色谱峰，见下表，采用外标两点法计算丹参酮ⅡA、隐丹参酮和丹参酮Ⅰ之和的含量。药典规定三者之和不得少于0.25%，判断本品的是否达到《中国药典》要求。

丹参酮ⅡA（μg/mL）	峰面积	隐丹参酮（μg/mL）	峰面积	丹参酮Ⅰ（μg/mL）	峰面积
10.00	4300	4.990	2500	0.99	240
20.00	8400	9.980	4800	1.98	490
供试品	5200	供试品	4000	供试品	710

（2）若以丹参酮ⅡA对照品为参照，以其相应的峰为S峰，隐丹参酮、丹参酮Ⅰ的相对保留时间在规定的范围内，相对保留时间和相对校正因子见下表。按一测多评法计算结果。比较两种方法测定结果是否有差异。

待测成分	相对保留时间	校正因子
隐丹参酮	0.75	1.18
丹参酮Ⅰ	0.79	1.31
丹参酮ⅡA	1.00	1.0

八、定量分析方案设计题

1. 设计大山楂丸中总黄酮的含量测定方法。
2. 试设计丹参醇提取物和水取提物中主要成分含量的分析方法。

参考答案

一、单项选择题

1. A　2. D　3. D　4. A　5. A　6. C　7. B　8. A　9. B　10. D
11. A　12. C　13. B　14. D　15. B　16. B　17. C　18. B　19. B　20. B
21. B　22. B　23. C　24. D　25. A

二、多项选择题

1. BCD　2. ABC　3. ABD　4. ABCD　5. ABD　6. ABCD　7. ABCD　8. ABD
9. ABCD　10. AC　11. ABCD　12. ACD　13. ABD　14. ACD　15. ABCD
16. BCD　17. ABC

三、填空题

1. 重量；滴定分析
2. 吸收系数法；对照品比较法；标准曲线法
3. 理论塔板数；分离度；灵敏度；拖尾因子；重复性
4. 准确度；精密度；专属性；检测限；定量限；线性；范围；耐用性
5. 回收率（%）；偏差、标准偏差或相对标准偏差
6. 比移值；检出限；分离度
7. 电导检测器；安培检测器；质谱检测器；紫外检测器
8. 种类；比例
9. 紫外检测器；蒸发光散射检测器
10. 重金属、有害元素及微量元素；标准曲线法；内标法；标准加入法
11. 阴性对照
12. 3:1
13. 10:1
14. 组成和比例；不同厂牌和型号
15. 不同分析人员

四、名词解释

1. 化学分析法是以物质的化学反应为基础的经典分析方法，包括重量分析法和滴定分析法。

2. 一测多评法是通过中药有效成分之间存在的内在函数关系和比例关系，测定中药中某个代表性成分（易得、价廉、有效）的含量，根据相对校正因子计算出该中药

中其他多种待测成分（对照品难以获得或难供应）的含量，使其计算值与实测值符合定量方法学要求的一种多指标同步质量控制方法。

3. 计算回收率是先用选定的方法测定样品中待测成分含量后，再向样品中加入已知量待测成分的标准品，然后用样品测定方法进行测定，根据测定结果，计算回收率。回收率越接近100%，方法的准确度越高。

4. 专属性指在其他成分（如杂质、降解产物、辅料等）存在下，采用的分析方法能正确测定被测成分的能力。

5. 耐用性指在测定条件有小的变动时，测定结果不受影响的程度，为所建立的方法用于日常检验提供依据。

6. 检测限指供试品中被测物能被检测出的最低量。

7. 定量限是指供试品中被测成分能被定量测定的最低量，其测定结果应符合准确度和精密度的要求。

8. 重复性是指在相同条件下，由同一个分析人员，在较短的间隔时间内对相同试样所作的多次测试结果的差异。

9. 含量测定方法验证的目的是为了证明采用的分析方法是否达到相应的检测要求。方法学验证的内容主要包括准确度、精密度（包括重复性、中间精密度和重现性）、专属性、检测限、定量限、线性、范围和耐用性等。

五、简答题

1. 化学分析法以物质的化学反应为基础的分析方法，包括重量分析法和滴定分析法，该法所用仪器简单、结果准确，但灵敏度低，专属性差，故不适用于单体成分、微量及痕量成分的测定。主要适用于中药中含量较高的一些成分及含矿物药制剂中的无机成分，如总生物碱类、总皂苷等。

2. 利用游离生物碱不溶于水而溶于有机溶剂，而生物碱盐溶于水的性质，将中药用稀酸水溶液提取，水层用氨水调 pH 值使呈碱性，再用氯仿等有机溶剂提取。提取液浓缩后，加入过量硫酸标准溶液，以甲基红等为指示剂，NaOH 标准溶液进行返滴定，测定生物碱含量（以某一生物碱单体成分计）。

3. 紫外 – 可见分光光度法是中药含量测定的一种常用方法，具有灵敏度高、精度好和操作简便等优点。该法要求被测成分本身或其显色产物对可见 – 紫外光具有选择性吸收。以测定总成分居多，如测定总生物碱、总黄酮、总蒽醌、多糖等。

4. ①吸收系数法：测定供试品溶液在规定波长处的吸收度，根据被测成分的吸收系数（E），计算其含量。②对照品比较法：在同样条件下配制对照品溶液和供试品溶液，在规定波长测定二者的吸收度，计算供试品中被测成分的浓度或含量。③标准曲线法：先配制一系列不同浓度的对照品溶液（一般为 5~7 个）。在相同条件下分别测定吸收度，绘制吸光度 – 浓度曲线或求出其线性回归方程（相关系数 $r > 0.999$），即得标准曲线。在相同条件下测定供试品溶液的吸收度，其中供试品溶液的吸光度应在标准曲线的线性范围内，即可求得供试品中被测成分的浓度或含量。

5. 用一定波长的光照射在薄层板上，对薄层色谱中吸收紫外光或可见光的斑点，或经激发后能发射出荧光的斑点进行扫描，将扫描得到的图谱及积分数据用于药品的鉴别、杂质检查或含量测定。适合于本身具有荧光或经过适当处理后可产生荧光的物质的测定。

6. ①紫外检测器是 HPLC 应用最普遍的检测器，灵敏度高，噪音低，线性范围宽，但只能用于检测有紫外吸收的物质。②荧光检测器的灵敏度比紫外检测器高，但只适用于能产生荧光或其衍生物能发荧光的物质。③蒸发光散射检测器是一种通用型检测器，主要用于检测糖类、高分子化合物及甾体等。但对有紫外线吸收的样品组分检测灵敏度比 UVD 低，且只适用于流动相能挥发的色谱洗脱。④示差折光检测器是利用组分与流动相折射率之差进行检测。该检测器对多数物质的灵敏度低，对少数物质检测灵敏度较高，尤其适合于糖类的检测。

7. ①鉴别：通过指纹图谱进行特征鉴别。②测定含挥发油及其他挥发性组分的含量：如冰片、丁香酚、薄荷脑、龙脑等。③检查：含水量、含醇量的测定；酒剂、酊剂中乙醇、甲醇含量的测定；农药残留量测定等。

8. 包括固定相、柱温、载气、气化室（进样口）温度、检测室温度、进样量、检测器。

9. 包括色谱柱的最小理论塔板数、分离度、重复性及拖尾因子。色谱柱的理论塔板数一般 $n \geqslant 2000$；分离度按《中国药典》标准 $R \geqslant 1.5$；重复性要求对照品溶液连续进样 5 次，其峰面积 $RSD \leqslant 2.0\%$；除另有规定外，拖尾因子 T 应在 $0.95 \sim 1.05$ 之间。

10. 原子吸收光谱分析通常是以溶液进样，预处理方法与通常的化学分析法相同，要求试样分解完全。分解试样最常用的方法是用酸溶解或碱熔融，通常采用稀酸、浓酸或混合酸处理，酸不溶物质采用熔融法。无机试样如矿物类药物大都采用此类方法。有机试样通常先进行消化处理，以除去有机物基体，消化后的残留物再用合适的酸溶解。消化处理主要分干法消化和湿法消化两种，被测元素若是易挥发的元素（如 Hg、As 等），则不能采用干法消化，防止损失严重。

11. 原子吸收分光光度法是基于从光源辐射出具有待测元素特征谱线的光，通过试样蒸气时被待测元素的基态原子所吸收，由辐射谱线被减弱的程度来测定试样中该元素的含量。该法服从 Lambert-Beer 定律，用于中药中重金属、毒害元素及微量元素的检测。

12. 包括外标法、内标法及面积归一化法。常以外标法计算含量，进行体内药物分析时，由于生物样品的基质干扰较大，样品前处理过程繁杂等因素，常以内标法计算含量。采用面积归一化法粗略计算杂质含量。

13. 高效液相色谱－质谱联用法是集 HPLC 的高分离能力与 MS 的高灵敏度、极强的结构解析能力、高度的专属性和通用性、分析速度快于一体，用于药品质量控制、体内药物分析和药物代谢研究。①中药成分的含量测定：检测中药低含量成分、微量物质及无紫外吸收的成分，HPLC-MS 表现出突出的如龟甲胶的鉴别、苦楝皮中川楝素的测定等。②农药残留检测：HPLC-MS 的多反应监测模式使其在抑制基质干扰、提高检测器灵敏度和选择性，能很好地检测抗生素在动植物中的残留。③中药材中真菌毒素检测：药材中黄曲霉毒素 B_1、B_2、G_1 及 G_2 的限量检测。④中药中非法添加化学药物的检验：检测补肾壮阳类中成药中非法添加的西地那非等；降血糖类中药中掺入盐酸二甲双胍等；中成药中添加激素类曲安西龙、泼尼松等。

14. 一测多评法是通过中药有效成分之间存在的内在函数关系和比例关系，即在一定的范围内（线性范围内）成分的量 W（质量或浓度）与检测器响应 A 成正比。在多指标质量评价时，以药材中某一典型组分（有对照品供应者）为内标，通过测定其含量，建立该组分与其他组分之间的相对校正因子（f），通过校正因子计算其他组分的含量。使其计算值与实测值符合定量方法学要求的一种多指标同步质量控制方法。

15. 液相色谱法变动因素指流动相的组成比例或 pH 值，不同厂牌或不同批号的同类型色谱柱、柱温、流速及检测波长等。气相色谱法的变动因素有不同厂牌或批号的色谱柱、固定相，不同类型的担体及柱温、进样口和检测器温度等。薄层色谱法的变动因素有不同厂牌的薄层板，点样方式及展开时的温度、湿度的变化等。

六、论述题

1.（1）化学分析法包括重量分析法和滴定分析法，主要适用于测定中药制剂中含量较高的一些成分及矿物药制剂中的无机成分，如总生物碱、总酸类、总皂苷等，因其灵敏度低，故不适用于微量成分的测定。

（2）紫外 – 可见分光光度法适用于测定被测组分本身或其显色产物对可见 – 紫外光具有选择吸收，常用于中药制剂中生物碱、总黄酮、总蒽醌及多糖的含量测定。

薄层扫描法包括薄层吸收扫描法和薄层荧光扫描法，分别适用于测定在可见 – 紫外区有吸收的物质，或本身具有荧光及经适当处理后能产生荧光的物质的测定。

（3）气相色谱法主要用于测定中药制剂中挥发油及其他挥发性成分的含量，如冰片、桉叶素、樟脑、丁香酚、厚朴酚等。

（4）高效液相色谱法是中药定量分析中最常用的分析方法，用于弱极性、极性等类物质的分析测定，对于酸碱组分及离子型化合物可采用离子抑制色谱、离子对色谱方法测定。

（5）原子吸收分光光度法主要用于测定中药制剂及中药材中重金属元素、毒害元素、微量元素的含量，如铅、汞、砷、钙等。

2.（1）原子吸收分光光度法：光源辐射出具有待测元素特征谱线的光，服从 Lambert-Beer 定律，通过试样蒸气时被待测元素的基态原子所吸收，由辐射谱线被减弱的程度（即原子的吸光度）来测定试样中该元素的含量。用于中药及中药材中重金属、毒害元素及微量元素的检测。特点：该法具有灵敏度高、选择性和重现性好、干扰较少、操作简便快速、测定范围广等优点；但其不足之处是标准工作曲线的线性范围窄、测定不同元素一般需用不同光源灯，且实验条件要求严格。

（2）等离子体质谱法：被分析样品通常以水溶液的气溶胶形式引入氩气流中，然后进入由射频能量激发的处于大气压下的氩等离子体中心区；等离子的高温使样品去溶剂化、气化解离和电离；部分等离子体经过不同的压力区进入真空系统，在真空系统内，正离子被拉出并按其质荷比分离；检测器将离子转化为电子脉冲，然后由积分测量线路计数；电子脉冲的大小与样品中分析离子的浓度有关，通过与已知的标准或参比物质比较，实现未知样品的痕量元素定量分析。特点：可进行多元素快速分析、动态线性范围宽、检测限低，在大气压下进样，便于与其他进样技术联用（HPLC-ICP-MS）；可进行同位素分析、单元素和多元素分析，以及有机物中金属元素的分析。缺点是运行费用高、需要有好的操作经验、样品介质的影响较大，高温引起化学反应的多样化，使分子离子的强度过高，干扰测量。

3.（1）选择有效成分，保证中药的有效性：首选有效成分作为含量测定指标。对中药制剂，应以中医药理论为指导，首先测定来源于君药的成分，其次是臣药、佐使药。做到主次有序，控制合理。对含量特别低的有效成分，不宜作为含量测定指标。

（2）选择毒性成分，保证中药的安全性：中药的毒性成分可以分为两类，一类是毒效成分，既有毒性，又是治疗疾病的物质基础；二是毒性成分，基本是不具有治疗疾病作用的成分。对于前者，通过研究要建立安全的使用范围，建立合理的含量区间；而对于后者，要严格控制含量，经过研究建立限度指标。

（3）选择不稳定成分，控制中药的质量稳定性：中药材、饮片或制剂中如含有理化性质不稳定成分或者易损失成分（如易挥发性成分），如冰片、樟脑、挥发油等，应对其建立含量测定方法，规定合理的含量范围，并据此制定中药有效期和相应包装贮存条件，保证有效期内中药质量的稳定有效。

（4）测定总成分或有效部位：中药的有效成分往往不是单一成分，而可能是同一结构类型的多种成分共同构成的有效部位，另一方面，某些中药可能化学成分研究较为薄弱，其有效成分或指标性成分不甚清楚，而无法选择单一成分进行含量测定。可考虑测定总成分或有效部位。如总多糖、总三萜及甾醇、总黄酮等。在测定总成分或有效部位时，应特别注意排除非测定成分的干扰。

（5）测定专属性成分：中药中有多种中药常含有的共同成分，如绿原酸、橙皮苷、大黄素、小檗碱等，这些成分不具有专属性。应该选择专属性高的成分。

4.（1）依据测定对象组成：测定单一物质一般采用色谱法，使被测成分分离并进行测定；测定对象是混合物，如某一类成分（总生物碱、总黄酮等），一般用化学分析法或分光光度法。

（2）依据测定物质类型：测定无机物，如矿物药、微量元素或有毒、有害元素，可以用离子色谱法、原子分光光度法或等离子体质谱法。含量高的无机物还可用化学分析法。若被测物质是大分子，如多糖等可采用凝胶色谱法。

（3）依据测定成分性质：酸碱物质可用其结构中酸碱官能团在不同的酸碱环境中

解离后颜色不同，采用比色法；挥发性大的物质可用气相色谱法；有共轭双键的物质可用分光光度法或液相色谱法。

（4）依据测定成分含量：若测定物质含量较高，属于常量分析，一般采用化学分析法，如矿物药的分析；如果是微量分析，一般采用仪器分析法。当中药中成分复杂，含量极低，一般的分析方法难以解决问题，可以采用联用分析技术，提高测定分离度和灵敏度。

5.（1）色谱柱：首选反相柱，大多数药物可用十八烷基硅烷键合硅胶（简称 C_{18} 或 ODS）为固定相，亲水性强的可选用正相分配色谱柱（氨基柱、氰基柱）或硅胶吸附色谱柱等；多糖类可选用凝胶色谱。应考虑被分离物质的化学结构、极性和溶解度等因素。

（2）流动相：在固定相一定时，流动相的种类、配比、pH 值及添加剂等显著影响分离效果。

（3）洗脱方式：分为等度洗脱与梯度洗脱。等度洗脱是流动相的组成保持恒定，适于组分数少、性质差别不大的样品。梯度洗脱适于分析组分数多、性质相差较大的复杂混合物样品。

（4）检测器：①紫外检测器是 HPLC 应用最普遍的检测器，灵敏度高，噪音低，线性范围宽，只能用于有紫外吸收物质。②荧光检测器的灵敏度比紫外检测器高，只适用于能产生荧光或其衍生物能发荧光物质。③蒸发光散射检测器是一种通用型检测器，主要用于检测糖类、高分子化合物、甾体等。对有紫外线吸收的样品组分检测灵敏度比 UVD 低，且只适用于挥发性流动相。④电化学检测器，安培检测器用于能氧化、还原的有机物质检测，电导检测器主要用于离子色谱。

七、计算题

1. **解**：设未干燥品取样量为 $W_{样}$（g），则每 1g 供试品含总生物碱以盐酸小檗碱计，含量（mg/g）为：

$$含量（mg/g）= \frac{A}{728 W_{样}（1-干燥失重\%）} \times \frac{50.00}{100} \times \frac{50.00}{5.00} \times \frac{50.00}{2.00} \times 1000$$

$$= \frac{0.382}{728 \times 1.025（1-7.23\%）} \times 1.25 \times 10^{5}$$

$$= 69.0（mg/g）> 60mg/g$$

答：该制剂中盐酸小檗碱的含量合格。

2. **解**：将各数据代入回归方程 $Y = 1.40X + 0.008$

$$\frac{W_i}{W_s} = 1.40 \times 0.084 + 0.008 = 0.1256$$

$$W_i = 0.1256 W_s = 0.1256 \times 5mg/mL \times 1mL = 0.628mg$$

$$P_i\% = \frac{W_i}{W} \times 100\% = \frac{0.628}{300} \times 100\% = 0.209（\%）\approx 0.21（\%）$$

答：丁香酚的百分含量为 0.21%。

3. 解：相对校正因子 $f = \dfrac{f_i}{f_s} = \dfrac{W_i/A_i}{W_s/A_s} = 1.33$，

则 $W_i = f\dfrac{A_i}{A_s}W_s$

$$P_i\% = \dfrac{W_i}{W} \times 100\% = f \cdot \dfrac{A_i}{A_s} \cdot \dfrac{W_s}{W} \times 100\%$$

$$= 1.33 \times \dfrac{5.22}{54.36} \times \dfrac{0.1068}{0.5103} \times 100\%$$

$$= 2.67\%$$

答：样品中薄荷脑的百分含量为 2.67%。

4. 解：工作曲线过原点，故用外标一点法定量。

$$C_i = \dfrac{A_i}{A_s} \cdot C_s = \dfrac{78308.30}{58541.80} \times 2.00 = 2.68 \ (\mu g/\mu L) = 2.68 \ (mg/mL)$$

$$P_i\% = \dfrac{C_i V}{m} \times 100\% = \dfrac{2.68 \times 10^{-3} \times 10.00}{0.3000} \times 100\% = 8.93\%$$

答：黄连药材中盐酸小檗碱含量为 8.93%。

5. 解：工作曲线不过原点，故采用外标二点法定量。

$$C = F_1 A + F_2$$

$$F_1 = \dfrac{C_2 - C_1}{A_2 - A_1} = \dfrac{1.00 - 0.50}{3173.664 - 1942.285} = 4.06 \times 10^{-4}$$

$$F_2 = \dfrac{1}{2}(C_1 + C_2) - \dfrac{1}{2}F_1(A_1 + A_2)$$

$$= \dfrac{1}{2}(1.00 + 0.50) - \dfrac{1}{2} \times 4.06 \times 10^{-4} \times (3173.664 + 1942.285)$$

$$= -0.288$$

所以 $C = 4.06 \times 10^{-4} A - 0.288 \ (g/L)$

将提取液峰面积值代入，得

$$C_x = 4.06 \times 10^{-4} \times 2532.4 - 0.288 = 0.740 \ (\mu g/\mu L) = 0.740 \ (mg/mL)$$

答：所以该制剂提取液中盐酸小檗碱浓度为 0.740mg/mL。

6. 解：

（1）外标两点法计算，以丹参酮 ⅡA 为例。

$$\begin{cases} 4300 = 10a + b \\ 8400 = 20a + b \end{cases} \begin{cases} a = 410 \\ b = 200 \end{cases} y = 410x + 200, \ 5200 = 410x + 200, \ x = 1.219,$$

则丹参酮 ⅡA 的含量 $= 12.19 \times 50/(0.3 \times 10^6) \times 100\% = 0.203\%$

同理，对于隐丹参酮，$y = 460.9x + 200$，隐丹参酮的含量 $= 0.152\%$

对于丹参酮 Ⅰ，$y = 253.5x - 9.95$，丹参酮 Ⅰ 的含量 $= 0.047\%$

丹参酮类成分含量之和 $= 0.203 + 0.152 + 0.047 = 0.402\%$

（2）一测多评法计算，以丹参酮ⅡA在10μg/mL浓度的色谱峰的峰面积为对照，计算隐丹参酮含量，$X = 9.3$，

隐丹参酮含量 $= 9.3 \times 50/ (0.3 \times 10^6) \times 100\% \times 1.18 = 0.183\%$

计算丹参酮Ⅰ含量，$X = 1.65$，丹参酮Ⅰ含量 $= 0.036\%$

丹参酮类的含量之和 $= 0.203 + 0.183 + 0.036 = 0.422\%$

以丹参酮ⅡA 20μg/mL的峰面积为对照，

计算隐丹参酮含量，$X = 9.19$，隐丹参酮的含量 $= 0.180\%$

计算丹参酮Ⅰ含量，$X = 1.63$，丹参酮Ⅰ的含量 $= 0.036\%$

丹参酮类成分含量之和 $= 0.203\% + 0.180\% + 0.036\% = 0.419\%$

结果表明两种结果误差较小（极差小于5%），可用一测多评法解决对照品紧缺的问题。

八、定量分析方案设计题

1. 答题要点：大山楂丸由山楂、神曲（焦）、麦芽组成，具有开胃消食之功，用于食积内停所致的食欲不振、消化不良、脘腹胀闷。山楂中黄酮类成分的结构具有 $C_3 - OH$、$C_5 - OH$ 或 $3', 4'$ 邻二酚羟基的黄酮苷元和黄酮苷类，能与金属离子 Al^{3+}、Mg^{2+}、Zr^{2+} 等产生较稳定的颜色反应，吸收一定波长的可见光。山楂中总黄酮结构类似的槲皮素（也具有 $C_3 - OH$、$C_5 - OH$），以槲皮素为对照品，从槲皮素标准曲线读出黄酮的量，换算出大山楂丸中总黄酮的含量。

（1）提取方法的选择：山楂中黄酮有苷元和苷类成分，需要用极性不同的溶剂提取，考察不同的方式（超声或回流）对提取黄酮含量的影响。

（2）测定条件的选择

①比较不同显色剂的灵敏度、专属性和稳定性，择优选择。

②选择显色剂适宜的用量。

③选择适宜的pH值。

④选择适宜的温度和反应时间。

⑤同体积溶剂代替样品溶液进行相同方法处理，考察溶剂的影响。

（3）专属性实验：在相同条件下，做阴性对照溶液，考察大山楂丸中神曲、麦芽成分对山楂中总黄酮测定的影响。

（4）标准曲线的绘制：精密量取不同浓度槲皮素对照品溶液，加硝酸铝溶液显色，以相应试剂为空白，置 λ_{max} 处测定吸收度，以吸收度为纵坐标，浓度为横坐标，绘制标准曲线。

（5）测定精密度、稳定性、重现性、回收率。

（6）样品的测定

①供试品溶液的制备：大山楂丸切碎，置锥形瓶中，加乙醇，采用考察的提取方式（超声或回流）提取，滤过，滤渣再加稀乙醇提取，滤过，合并滤液，稀释至一定

体积。

②测定法：精密吸取供试品溶液，按同标准曲线项下操作，测定其吸收度，由标准曲线中读出供试品中槲皮素的含量，计算大山楂丸中总黄酮的含量。

2. 答题要点

（1）根据制备工艺及药理作用确定含量测定指标：乙醇提取物主要提取的脂溶性成分丹参酮类成分，如丹参酮Ⅱ$_A$、隐丹参酮、丹参酮Ⅰ等，丹参水提取物提取的水溶性成分，如丹参酚酸类成分，如丹参素、丹酚酸 B、原儿茶醛等。

（2）含量测定方法选择：两类成分均具有紫外吸收，且有相应的对照品，可采用 HPLC 法进行测定。通过外标法或一测多评法计算含量。

（3）脂溶性丹参酮类成分的测定

①色谱条件：固定相：C$_{18}$反相柱。流动相：甲醇 – 水或乙腈 – 水系统，加酸调节，多成分测定需要梯度洗脱。波长（λ_{max}）根据丹参酮Ⅱ$_A$、隐丹参酮、丹参酮Ⅰ的最大吸收波长确定。流速：1.0mL/min。

②供试品溶液制备：取本品，粉碎成细粉，精密称定，置具塞锥形瓶中，精密加入甲醇，密塞，称定重量，超声处理，放冷，再称定重量，用甲醇补足减失的重量，滤过，取续滤液。

③对照品溶液的制备：取丹参酮Ⅱ$_A$对照品适量，精密称定，加甲醇制成对照品溶液。

④测定法：分别精密吸取对照品溶液与供试品溶液注入液相色谱仪，测定，按药典丹参项下，以丹参酮Ⅱ$_A$对照品为参照，判断隐丹参酮、丹参酮Ⅰ的相对保留时间在规定的范围之内，通过校正因子计算含量。

⑤分析方法验证

标准曲线：取丹参酮Ⅱ$_A$、隐丹参酮、丹参酮Ⅰ对照品适量，加甲醇配成对照品溶液贮备液。吸取 5 个不同浓度梯度的对照品溶液，分别进样，以浓度对峰面积绘制标准曲线，计算回归方程，确定线性范围。

精密度：取同一浓度的对照品溶液，用 6 个测定结果进行评价，计算峰面积的相对标准偏差（RSD）。

重复性：取同一均质样品 6 份，按供试品溶液的制备方法制备，测定结果，计算含量的相对标准偏差（RSD）。

稳定性：取同一浓度的供试品溶液放置不同的时间进样，测定峰面积，判断样品的稳定性。

加样回收率：取供试品 6 份，每份精密称定，向供试品中精密加入被测成分所含对照品的量，依法测定。用实测值与供试品中含有量之差，除以加入对照品量计算回收率。考察回收率一是否在在 95% ~105%、RSD 在 3% 以内。

耐用性：改变流动相比例或 pH 值、同类型的色谱柱的厂牌或型号、柱温、检测波长等考察含量测定结果不受影响的程度。

检测限：检测对照品溶液在信噪比为 3∶1 时的浓度。

定量限：检测对照品溶液在信噪比为 10∶1 时的浓度。

样品测定：取三批样品进行含量测定（外标法），制定其含量范围。

（4）水提取物中丹参酚酸类成分的测定

①色谱条件：固定相：C_{18}反相柱。流动相：甲醇 – 水或乙腈 – 水溶液加酸调节，多成分测定需要梯度洗脱。波长（λ_{max}）：根据丹参素、丹酚酸 B、原儿茶醛的最大吸收波长确定。流速：1.0mL/min。

②对照品溶液的制备：取丹酚酸 B 对照品适量，精密称定，加稀甲醇或流动相溶液制成对照品溶液，即得。

③供试品溶液的制备：取本品，粉碎成细粉，精密称定，置具塞锥形瓶中，精密加入稀甲醇或流动相溶液，密塞，称定重量，超声处理，放冷，再称定重量，用稀甲醇溶液补足减失的重量，滤过，取续滤液，即得。

④测定法：分别精密吸取对照品溶液与供试品溶液，注入液相色谱仪，测定，按外标法计算含量。

⑤分析方法验证项目：同脂溶性成分的测定。

第七章　中药各类化学成分分析 ▷▷▷▷

重点总结

一、生物碱类成分分析

1. 概述　生物碱是含氮的碱性有机物，其在游离状态下难溶于水，易溶于三氯甲烷、乙醚、乙醇、丙酮等有机溶剂，与酸结合成盐后一般都易溶于水而难溶于有机溶剂。

2. 鉴别　中药中生物碱的鉴别方法包括化学反应法、薄层色谱法、纸色谱法、高效液相色谱法，其中沉淀反应是生物碱理化鉴别常用方法。

3. 含量测定　总生物碱含量测定方法有化学分析法、分光光度法；单体生物碱的含量测定方法包括薄层色谱扫描法、高效液相色谱法、气相色谱法。

二、黄酮类成分分析

1. 概述　黄酮类化合物的母核为 2－苯基色原酮，由中间的三个碳原子连接两个苯环（A 环和 B 环）组成 C_6-C_3-C_6 化合物，其在 A 环或 B 环上引入—OH、—OCH$_3$、—CH$_3$ 等基团，极性较低，易溶解于甲醇、乙醇、乙酸乙酯、乙醚等有机溶剂。当—OH 与葡萄糖等糖类结合后，极性增强，易溶解于热水、甲醇、乙醇等溶剂，难溶于低极性有机溶剂。

2. 鉴别　盐酸－镁粉（或锌粉）反应是鉴别黄酮类化合物最常用的方法之一。三氯化铝、硝酸铝和二氯氧锆的醇溶液可作为黄酮类成分的定性试剂。薄层色谱法、聚酰胺薄层色谱法、纸色谱法和高效液相色谱法等色谱方法也可鉴别黄酮类成分。

3. 含量测定　总黄酮含量测定可采用紫外分光光度法、亚硝酸钠－硝酸铝－氢氧化钠比色法、三氯化铝－醋酸钾比色法、高效液相色谱法。单体黄酮含量测定常采用薄层色谱扫描法或高效液相色谱法。

三、三萜类成分分析

1. 概述　三萜含 30 个碳原子，由 6 个异戊二烯单位联结而成。游离三萜类多不溶于水，与糖结合成苷后一般可溶于水，易溶于热水、含水稀醇、热甲醇和热乙醇中，几乎不溶于或难溶于乙醚、苯等极性小的有机溶剂。可用正丁醇或戊醇提取水溶液中的三萜苷。

2. 鉴别 三萜苷类大多无紫外吸收,常经薄层色谱分离,然后选用适当的显色剂显色进行鉴别。

3. 含量测定 测定总三萜苷类成分常用比色法、重量法。三萜类单体成分含量测定可采用薄层色谱扫描法、高效液相色谱法,高效液相色谱法测定三萜皂苷类成分时,常采用蒸发光散射检测器。

四、醌类成分分析

1. 概述 醌类化合物主要分为苯醌、萘醌、菲醌和蒽醌四种类型,在中药中多见蒽醌及其衍生物。游离醌类成分极性小,易溶于甲醇、乙醇、乙醚、苯、三氯甲烷等有机溶剂,微溶或不溶于水。结合型醌类成分极性较大,易溶于甲醇、乙醇,在热水中也可溶解,几乎不溶于苯、乙醚、三氯甲烷等极性较小的有机溶剂。

2. 鉴别 薄层色谱法是中药中醌类成分最主要的鉴别方法,吸附剂一般多用硅胶,聚酰胺对于分离羟基蒽醌衍生物效果较好。在碱性条件下,羟基蒽醌以及具有游离酚羟基的蒽醌苷均可发生显色反应,故可用化学反应法鉴别。

3. 含量测定 中药中游离蒽醌的含量测定可采用高效液相色谱法,结合蒽醌含量测定可采用高效液相色谱法或比色法。蒽醌类单体成分的含量测定方法主要是高效液相色谱法,薄层色谱扫描法现已少用。

五、挥发性成分分析

1. 概述 挥发性成分主要包括挥发油类成分和其他分子量较小、易挥发的化合物。挥发性成分的极性较小。

2. 鉴别 中药中挥发油类成分定性鉴别可采用化学反应法、薄层色谱法、气相色谱法、GC-MS 联用及 GC-FTIR 联用分析法。其中薄层色谱法为最常用的鉴别方法。

3. 含量测定 常用挥发油测定器测定总挥发油的含量,采用蒸馏法可分别测定相对密度在 1.0 以下和 1.0 以上的挥发油含量。色谱法是单一挥发性类成分含量分析的主要方法,尤其是气相色谱法,液相色谱法也有应用。

六、甾体类成分分析

1. 概述 甾体类化合物的结构中都具有环戊烷骈多氢菲的甾体母核。

2. 鉴别 中药中甾体成分定性鉴别的方法有颜色反应法、薄层色谱法及高效液相色谱法。

3. 含量测定 甾体总皂苷类成分的测定一般用重量法。单一甾体成分的含量测定主要为薄层色谱法和高效液相色谱法。

七、多糖类成分分析

1. 概述 多糖一般分为两类，一类为水不溶物，如纤维素、甲壳素等，分子呈直糖链型；另一类为水溶物，如菊糖、淀粉、树胶和黏液质等。

2. 鉴别 多糖可将其酸水解成较小的片段后进行薄层鉴别，也可用硫酸将其水解成单糖后用纸色谱法鉴别。多糖的鉴别也可采用电泳法、高效液相色谱法、气相色谱－质谱联用等，其中采用高效液相色谱法进行鉴别时，用 HRC-NH$_2$ 色谱柱，示差折光检测器可检出不同单糖组分。

3. 含量测定 总多糖的含量测定多采用比色法，常用苯酚－硫酸比色法、蒽酮－硫酸比色法、3,5－二硝基水杨酸比色法等。单体多糖的含量测定多采用高效液相色谱法，测定多糖的检测器多用示差折光检测器，通常用氨基键合硅胶柱分离。

八、其他类型成分分析

1. 木脂素类成分分析

（1）概述：游离木脂素具亲脂性，难溶于水，易溶于苯、乙醚、三氯甲烷、乙醇等有机溶剂，成苷后水溶性增加。

（2）鉴别：可利用木脂素结构中特殊官能团的颜色反应来进行鉴别，而含木脂素类成分中药材及其中药制剂的鉴别中多使用薄层色谱法。

（3）含量测定：总木脂素的含量测定多采用变色酸－浓硫酸比色法，单体木脂素类成分的含量测定主要用色谱法，常用的有薄层色谱扫描法和高效液相色谱法。

2. 有机酸类成分分析

（1）概述：低级脂肪酸比高级脂肪酸更易溶于水，含极性基团越多，在水中溶解度越大，芳香酸类难溶于水。一般有机酸能溶于乙醇或乙醚等有机溶剂，但难溶或不溶于石油醚。

（2）鉴别：有机酸类成分鉴别的方法有显色反应、薄层色谱法及高效液相色谱法。

（3）含量测定：总有机酸含量测定的方法有酸碱滴定法、分光光度法，单体有机酸类成分的含量测定方法包括高效液相色谱法、薄层色谱法、高效毛细管电泳法和气相色谱法。

3. 香豆素类成分分析

（1）概述：游离香豆素多为亲脂性化合物，一般不溶或难溶于水，易溶于苯、乙醚、三氯甲烷和甲醇、乙醇等有机溶剂，分子量较小的游离香豆素可溶于沸水。香豆素苷能溶于水、甲醇、乙醇，难溶于乙醚、苯等极性小的有机溶剂。香豆素类化合物在稀碱液中可以水解开环，生成顺式邻羟基桂皮酸盐而溶于水，加酸即可环合成游离香豆素而沉淀析出。

（2）鉴别：大多数具有荧光的香豆素类成分可用薄层色谱法进行鉴别；不具荧光

或荧光强度较弱的香豆素可喷显色剂或喷碱溶液以增强荧光后再进行鉴别。

（3）含量测定：香豆素类成分的含量测定方法包括分光光度法、荧光光度法、高效液相色谱法、气相色谱法。

4. 单萜、倍半萜、二萜及环烯醚萜类成分分析

（1）单萜、倍半萜及二萜类成分分析

①概述：单萜通常指由二分子异戊二烯聚合而成的化合物及其衍生物。倍半萜类是由 3 个异戊二烯单位构成，含 15 个碳原子的化合物类群。二萜类含 4 个异戊二烯单位。

②鉴别：单萜、倍半萜常用气相色谱法鉴别，二萜类成分的鉴别多用薄层色谱法。

③含量测定：具有挥发性的单萜、倍半萜和二萜类类成分的含量测定可选用气相色谱法；二萜类成分的含量测定多采用高效液相色谱法。

（2）环烯醚萜类成分分析

①概述：环烯醚萜类由二个异戊二烯构成，含有 10 个碳原子，其大多为无色结晶，味苦，易溶于水、甲醇，可溶于乙醇、丙酮、正丁醇；对酸敏感，成苷后苷键易被酸水解断裂。

②鉴别：常用薄层色谱法鉴别。

③含量测定：可用高效液相色谱法、薄层色谱扫描法、荧光分光光度法测定含量。

5. 动物药成分分析

（1）牛黄的分析：天然牛黄及人工培育牛黄中均含有胆色素、胆汁酸等成分。胆汁酸的化学反应有 Pettenkofer 反应，胆红素的化学反应包括 Gmelin 反应、Van den Bergh 反应。中药制剂中牛黄的鉴别常用薄层色谱法。可采用高效液相色谱法测定含量，采用蒸发光散射检测器检测。

（2）麝香的分析：天然麝香中麝香酮是其香气的主要成分。麝香的鉴别可采用气相色谱法、薄层色谱法，含量测定可用气相色谱法定量。

（3）熊胆的分析：熊胆中的主要化学成分为胆汁酸类成分。熊胆的鉴别常用薄层色谱法。可采用高效液相色谱法测定含量，并采用蒸发光散射检测器检测。

（4）蛇胆的分析：蛇胆汁中的主要化学成分为胆汁酸类，常用薄层色谱法鉴别，高效液相色谱法测定含量。

（5）蟾酥的分析：蟾蜍主要含蟾蜍甾二烯类、强心甾烯蟾毒类和吲哚碱类。可采用薄层色谱法鉴别，用高效液相色谱法测定含量。

（6）斑蝥的分析：斑蝥中主要成分是斑蝥素，可采用气相色谱法测定斑蝥素含量。

6. 矿物药成分分析

（1）概述：矿物药的主要成分为无机化合物，其常用的分解方法有溶解法（湿法）和熔融法（干法）。矿物药的鉴别多用离子鉴别、火焰反应、沉淀反应、气体反应等，含量测定方法通常选择容量分析和重量分析法，对含量较低的药物可选择原子吸收光谱法、电感耦合等离子质谱法等。

（2）含砷矿物药分析：可采用碘量法、分光光度法测定砷的含量。

（3）含汞矿物药分析：测定汞含量的方法有硫氰酸盐法、分光光度法、原子吸收分光光度法等。

习　题

一、单项选择题

1. 采用薄层色谱法鉴别生物碱成分，在碱性条件下常使用的固定相是（　　）

    A．氧化铝 　　　　　　　　　　　　B．硅胶

    C．硅藻土 　　　　　　　　　　　　D．聚酰胺

2. 薄层色谱法鉴别麻黄碱时常用的显色剂是（　　）

    A．氯化汞试液 　　　　　　　　　　B．硫酸铜试液

    C．三氯化铁试液 　　　　　　　　　D．茚三酮试剂

3. 不宜采用直接称重法进行含量测定的生物碱类型是（　　）

    A．强碱性生物碱 　　　　　　　　　B．弱碱性生物碱

    C．亲水性生物碱 　　　　　　　　　D．挥发性生物碱

4. 使生物碱雷氏盐溶液呈现吸收特征的是（　　）

    A．生物碱盐阳离子 　　　　　　　　B．雷氏盐部分

    C．丙酮 　　　　　　　　　　　　　D．甲醇

5. 生物碱雷氏盐比色法用于溶解沉淀的溶液是（　　）

    A．酸水液 　　　　　　　　　　　　B．碱水液

    C．丙酮 　　　　　　　　　　　　　D．三氯甲烷

6. 苦味酸盐比色法的测定波长是（　　）

    A．360nm 　　　　　　　　　　　　B．525nm

    C．427nm 　　　　　　　　　　　　D．412nm

7. 酸性染料比色法中影响生物碱及酸性染料存在状态的是（　　）

    A．溶剂的极性 　　　　　　　　　　B．反应的温度

    C．溶剂的 pH 　　　　　　　　　　D．反应的时间

8. 酸性染料比色法中溶剂介质 pH 的选择根据是（　　）

    A．离子对的稳定性 　　　　　　　　B．染料的性质

    C．离子对的溶解性 　　　　　　　　D．染料的性质及生物碱的碱性

9. 高效液相色谱法中采用 C_{18} 柱进行生物碱含量测定时，为克服游离硅醇基影响，可采用的方法是（　　）

    A．流动相中加二乙胺 　　　　　　　B．调整流速

C. 调整检测波长　　　　　　　　D. 调整进样量

10. 生物碱用 C_{18} 柱为固定相进行离子对高效液相色谱法测定时，常用的离子对试剂是（　　）
    A. 十六烷基三甲基胺　　　　　　B. 乙二胺
    C. 辛烷磺酸钠　　　　　　　　　D. 四甲基胺

11. 盐酸–镁粉显色反应可用于鉴别（　　）
    A. 皂苷　　　　　　　　　　　　B. 有机酸
    C. 黄酮　　　　　　　　　　　　D. 生物碱

12. 薄层色谱法鉴别黄酮类成分的常用显色剂是（　　）
    A. 10% 硫酸乙醇液　　　　　　　B. 碘化铋钾试液
    C. 甲酸钠试液　　　　　　　　　D. 三氯化铝试液

13. 可使黄酮化合物最大吸收波长发生位移的试剂是（　　）
    A. 甲醇钠　　　　　　　　　　　B. 镁粉
    C. 硫酸钠　　　　　　　　　　　D. 甲醇

14. 聚酰胺薄层色谱法分离黄酮类成分，展开剂中常含有（　　）
    A. 三氯甲烷　　　　　　　　　　B. 碱
    C. 醇、酸、水或三者兼有　　　　D. 石油醚

15. 三萜苷溶解性描述错误的是（　　）
    A. 可溶于水　　　　　　　　　　B. 易溶于热水、甲醇、乙醇
    C. 难溶于热水、甲醇、乙醇　　　D. 难溶于乙醚、苯

16. 可从水溶液中提取三萜苷的溶剂是（　　）
    A. 三氯甲烷　　　　　　　　　　B. 正丁醇
    C. 甲醇　　　　　　　　　　　　D. 乙醇

17. 硅胶薄层层析法分离三萜皂苷时，适宜展开剂系统为（　　）
    A. 正丁醇–乙酸乙酯–水（4:1:5）　B. 三氯甲烷–乙醚（1:1）
    C. 苯–丙酮（1:1）　　　　　　　D. 三氯甲烷–丙酮（1:1）

18. 大多数挥发油与香草醛形成各种颜色的化合物时需要的酸是（　　）
    A. 高氯酸　　　　　　　　　　　B. 氢碘酸
    C. 浓硫酸　　　　　　　　　　　D. 浓硝酸

19. 在挥发油鉴别反应中，常用的氧化剂是（　　）
    A. 过氧化钠　　　　　　　　　　B. 高锰酸钾
    C. 过氧化氢　　　　　　　　　　D. 铬酸钠

20. 挥发油的薄层色谱鉴别中，常用的吸附剂为（　　）
    A. 硅胶　　　　　　　　　　　　B. 氧化铝
    C. 硅藻土　　　　　　　　　　　D. 大孔树脂

21. 气相色谱法用于挥发性成分鉴别时，常用（　　　）

    A. 阴阳对照法   B. 对照药材对照法

    C. 校正因子法   D. 对照品对照法

22. 用气相色谱法测定挥发油的含量，常用（　　　）

    A. 归一化法   B. 内标法

    C. 外标法   D. 对照法

23. 总木脂素的含量测定多采用比色法，加入变色酸是由于其中某些成分结构中具有（　　　）

    A. 甲氧基   B. 羟甲基

    C. 酚羟基   D. 亚甲二氧基

24. 有机酸的薄层色谱定性鉴别常用的吸附剂是（　　　）

    A. 硅胶   B. 中性氧化铝

    C. 碱性氧化铝   D. 硅藻土

25. 总有机酸的含量测定可用（　　　）

    A. 高效液相色谱法   B. 薄层色谱法

    C. 气相色谱法   D. 酸碱滴定法

26. 环烯醚萜苷的苷元含半缩醛结构，易发生（　　　）

    A. 加成反应   B. 氧化聚合反应

    C. 缩合反应   D. 偶合反应

27. 具有挥发性的萜类成分是（　　　）

    A. 单萜   B. 二萜

    C. 三萜   D. 四萜

28. 多糖一般溶于（　　　）

    A. 水   B. 乙醇

    C. 丙酮   D. 三氯甲烷

29. 制备硅胶薄层板时，可使多糖样品的承载量显著提高的溶液是（　　　）

    A. 聚丙烯酸   B. 水

    C. 无机盐水溶液   D. 羧甲基纤维素钠

30. 高效液相色谱法测定多糖，常采用的检测器为（　　　）

    A. 紫外检测器   B. 荧光检测器

    C. 氮磷检测器   D. 示差折光检测器

31. 天然牛黄是（　　　）

    A. 牛的结石   B. 牛的胆结石

    C. 由人工培育而成的牛胆结石   D. 黄牛的胆结石

32. 人工培育牛黄是（　　　）

A. 人工提取再加工的

B. 通过手术在牛胆中放进异物，注入经培养的大肠杆菌菌种造成的

C. 用牛胆汁加鸡蛋黄配制的

D. 通过人工手术在牛胆中注入大肠杆菌菌种人为造成的

33. 人工牛黄与天然牛黄相比，其化学成分（　　）

A. 无明显差异 　　　　　　　 B. 差异较少

C. 有较大差异 　　　　　　　 D. 个别成分有较大差异

34. 天然牛黄与人工培育牛黄（　　）

A. 化学成分基本一致

B. 药材质量基本一致

C. 药理作用基本一致

D. 化学成分、质量、药理作用等基本一致

35. 牛黄中所含化学成分最多的是（　　）

A. 胆色素 　　　　　　　　　 B. 胆汁酸

C. 脂类 　　　　　　　　　　 D. 氨基酸类

36. 下列说法正确的是（　　）

A. 胆酸与去氧胆酸都易溶于水

B. 胆酸易溶于水而去氧胆酸则易溶于醇

C. 胆酸易溶于三氯甲烷、苯、乙醚等

D. 胆酸与去氧胆酸均易溶于丙酮

37. Pettenkofer 反应是（　　）

A. 蔗糖与浓硫酸作用

B. 甲基糠醛与胆汁酸作用

C. 浓硫酸与胆汁酸作用

D. 蔗糖经浓硫酸作用生成羟甲基糠醛，再与胆汁酸作用

38. Gmelin 反应所用的化学试剂是（　　）

A. 硝酸 　　　　　　　　　　 B. 盐酸

C. 醋酸 　　　　　　　　　　 D. 硫酸

39. Van den Bergh 反应是（　　）

A. 加成反应 　　　　　　　　 B. 还原反应

C. 重氮化反应 　　　　　　　 D. 中和反应

40. 采用高效液相色谱法测定中药制剂中牛黄胆酸的含量可采用的检测器为
（　　）

A. 荧光检测器 　　　　　　　 B. 示差折光检测器

C. 蒸发光散射检测器 　　　　 D. 热导检测器

41. 下列说法正确的是 （　　）

　　A. 麝香是林麝、马麝、原麝成熟雌体脐下腺香囊中的干燥分泌物

　　B. 麝香是林麝、马麝、原麝成熟雄体脐下腺香囊中的干燥分泌物

　　C. 林麝、马麝、原麝是马科动物

　　D. 麝香中的香气成分是雄甾烷类

42. 下列说法不正确的是 （　　）

　　A. 麝香香气的主要成分是麝香酮

　　B. 麝香酮是大环化合物

　　C. 麝香酮是胆固醇类化合物

　　D. 麝香中含有胆固醇类化合物

43. 麝香中麝香酮的含量测定方法常为 （　　）

　　A. 高效液相色谱法　　　　　　　　B. 气相色谱法

　　C. 比色法　　　　　　　　　　　　D. 薄层色谱法

44. 人工引流熊胆汁一年可采收 （　　）

　　A. 1 ~ 2 次　　　　　　　　　　　B. 3 ~ 4 次

　　C. 5 ~ 6 次　　　　　　　　　　　D. 8 ~ 9 次

45. 熊胆中主要化学成分是 （　　）

　　A. 氨基酸　　　　　　　　　　　　B. 脂肪

　　C. 胆汁酸类　　　　　　　　　　　D. 胆红素

46. 熊胆常用的鉴别方法是 （　　）

　　A. 紫外光谱法　　　　　　　　　　B. 可见光谱法

　　C. 纸色谱法　　　　　　　　　　　D. 薄层色谱法

47. 熊胆汁酸中主要成分是 （　　）

　　A. 熊去氧胆酸　　　　　　　　　　B. 牛磺熊去氧胆酸

　　C. 牛磺鹅去氧胆酸　　　　　　　　D. 胆酸

48. 蛇胆汁中主要化学成分是 （　　）

　　A. 胆色素类　　　　　　　　　　　B. 胆汁酸类

　　C. 胆红素　　　　　　　　　　　　D. 胆黄素

49. 蛇胆中胆汁酸类含量最多的化合物是 （　　）

　　A. 牛磺胆酸　　　　　　　　　　　B. 牛磺鹅去氧胆酸

　　C. 牛磺去氧胆酸　　　　　　　　　D. 石胆酸

50. 蛇胆的定量分析方法常为 （　　）

　　A. 气相色谱法　　　　　　　　　　B. 高效液相色谱法

　　C. 酸碱滴定法　　　　　　　　　　D. 薄层色谱法

51. 斑蝥的主要活性成分是 （　　）

A. 甲壳质　　　　　　　　　　　B. 斑蝥素

C. 斑蝥蚁酸　　　　　　　　　　D. 树脂

52. 采用气相色谱法测定斑蝥素含量时的检测器为（　　　）

A. 热导检测器　　　　　　　　　B. 紫外检测器

C. 氢火焰离子化检测器　　　　　D. 电子捕获检测器

53. 雄黄的主要成分为（　　　）

A. As_2S_2　　　　　　　　　　B. As_2O_3

C. Na_3ASO_3　　　　　　　　　D. As_2S_3

54. 中药朱砂中的主要化学成分为（　　　）

A. $HgCO_2$　　　　　　　　　　B. HgS

C. HgS_2　　　　　　　　　　　D. HgO

二、多项选择题

1. 可用于中药中总生物碱含量测定的方法有（　　　）

A. 化学分析法　　　　　　　　　B. 薄层色谱法

C. 气相色谱法　　　　　　　　　D. 红外光谱法

E. 分光光度法

2. 生物碱采用酸性染料比色法测定，主要的影响因素有（　　　）

A. 反应时间　　　　　　　　　　B. 反应介质的 pH 值

C. 反应温度　　　　　　　　　　D. 生物碱与酸性染料结合的能力

E. 有机溶剂与离子对形成氢键的能力

3. 采用高效液相色谱法测定中药中生物碱成分含量时，可用（　　　）

A. 吸附色谱法　　　　　　　　　B. 凝胶色谱法

C. 分配色谱法　　　　　　　　　D. 离子对色谱法

E. 离子交换色谱法

4. 含黄酮中药鉴别可选用（　　　）

A. 氢氧化钠反应　　　　　　　　B. 二氯氧锆反应

C. 盐酸 – 镁粉反应　　　　　　　D. 三氯化铝反应

E. 泡沫反应

5. 含蒽醌类化合物的中药的鉴别可用（　　　）

A. 升华法　　　　　　　　　　　B. 氢氧化钠溶液显色

C. 薄层色谱法　　　　　　　　　D. 硫酸溶液显色

E. 三氯化铝溶液显色

6. 有关三萜苷单体成分定量分析描述正确的有（　　　）

A. 远志皂苷在紫外区有强吸收，HPLC-UV 检测灵敏度高

B. 三七皂苷等在紫外区仅有末端吸收，HPLC-UV 检测灵敏度差

C. HPLC-ELSD 检测人参、三七皂苷等基线稳定、重现性和灵敏度较好

D. 人参皂苷等在紫外区有强吸收，HPLC-UV 检测灵敏度高

E. HPLC 法不适宜分析皂苷类成分

7. 聚酰胺薄层色谱分离黄酮类化合物时，展开剂常含有（　　）

  A. 乙醇   B. 三氯甲烷

  C. 醋酸   D. 水

  E. 丙酮

8. 可用于三萜苷硅胶薄层色谱的展开剂系统有（　　）

A. 三氯甲烷 – 甲醇（7∶3）

B. 三氯甲烷 – 乙醚（1∶1）

C. 正丁醇 – 乙酸 – 水（4∶1∶5，上层）

D. 环己烷 – 乙酸乙酯（1∶1）

E. 三氯甲烷 – 甲醇 – 水（13∶7∶2）10℃以下放置，下层

9. 挥发性成分的鉴别方法有（　　）

  A. 化学反应法   B. 薄层色谱法

  C. 气相色谱法   D. GC-MS

  E. GC-FTIR

10. 可用于挥发性成分含量测定的方法有（　　）

  A. GC   B. HPLC

  C. 蒸馏法   D. IR

  E. 酸碱滴定法

11. 中药中木脂素类成分的含量测定可用（　　）

  A. 变色酸 – 浓硫酸比色法   B. 红外光谱法

  C. 薄层扫描法   D. 高效液相色谱法

  E. 酸性染料比色法

12. 有机酸的含量测定方法有（　　）

  A. 酸碱滴定法   B. 高效液相色谱法

  C. 薄层扫描法   D. 气相色谱法

  E. 分光光度法

13. 环烯醚萜苷类成分常用的显色剂有（　　）

  A. 硫酸乙醇液   B. 茴香醛试液

  C. 香草醛硫酸试液   D. 对二甲氨基苯甲醛 – 硫酸溶液

  E. 三氯化铁试液

14. 香豆素类成分的定量方法有（　　）

  A. 高效液相色谱法   B. 气相色谱法

C. 酸碱滴定法　　　　　　　　　　D. 荧光光度法

E. 分光光度法

15. 总多糖比色法含量测定，常用的方法有（　　　）

A. DNS 法　　　　　　　　　　　　B. 苯酚 – 硫酸法

C. 蒽酮 – 硫酸法　　　　　　　　　D. 香草醛硫酸法

E. 麝香草酚蓝法

16. 环烯醚萜苷类成分薄层色谱鉴别常用的吸附剂有（　　　）

A. 硅胶 G　　　　　　　　　　　　B. 硅胶 GF_{254}

C. 聚酰胺薄膜　　　　　　　　　　D. 大孔吸附树脂

E. 硅藻土

17. 麝香常用的定性鉴别的方法有（　　　）

A. 沉淀法　　　　　　　　　　　　B. 气相色谱法

C. 酸碱滴定法　　　　　　　　　　D. 薄层色谱法

E. 电泳法

18. 蟾酥中含有的化学成分有（　　　）

A. 蟾蜍甾二烯类　　　　　　　　　B. 强心甾烯蟾毒类

C. 吲哚碱类　　　　　　　　　　　D. 吲哚酸类

E. 蟾蜍甾二醇类

19. 矿物药常用的分解方法有（　　　）

A. 湿法　　　　　　　　　　　　　B. 干法

C. 酸法　　　　　　　　　　　　　D. 碱法

E. 电分解法

20. 属于动物药的有（　　　）

A. 牛黄　　　　　　　　　　　　　B. 蛇胆

C. 蟾酥　　　　　　　　　　　　　D. 斑蝥

E. 麝香

21. 牛黄中所含的化学成分有（　　　）

A. 胆色素　　　　　　　　　　　　B. 胆汁酸

C. 脂肪酸　　　　　　　　　　　　D. 氨基酸类

E. 无机元素钠、钾、钙等

22. 用于胆红素化学反应的有（　　　）

A. Pettenkofer 反应　　　　　　　　B. Gregory Passoe 反应

C. Gmelin 反应　　　　　　　　　　D. Van den Bergh 反应

E. Complexo 反应

23. 用于蟾酥定性鉴别的方法有（　　　）

A. 高效液相色谱法 　　　　　　　　B. 纸色谱法

C. 薄层色谱法 　　　　　　　　　　D. 紫外光谱法

E. 红外光谱法

24. 用于矿物药的含量测定方法有（　　　）

A. 化学分析法 　　　　　　　　　　B. 色谱分析法

C. 分光光度法 　　　　　　　　　　D. 电感耦合等离子体质谱法

E. 原子吸收法

25. 含砷的矿物药有（　　　）

A. 雄黄 　　　　　　　　　　　　　B. 朱砂

C. 砒霜 　　　　　　　　　　　　　D. 砒石

E. 轻粉

26. 属于含汞的矿物药有（　　　）

A. 红粉 　　　　　　　　　　　　　B. 胆矾

C. 芒硝 　　　　　　　　　　　　　D. 轻粉

E. 朱砂

27. 可用气相色谱法测定含量的制剂及其化学成分有（　　　）

A. 斑蝥素乳膏中的斑蝥素 　　　　　B. 万氏牛黄清心丸中的 HgS

C. 片仔癀中的麝香酮 　　　　　　　D. 熊胆胶囊中的胆酸

E. 蛇胆川贝胶囊中的牛黄胆酸钠

三、填空题

1. 利用沉淀反应进行生物碱成分分析要注意_____、_____和_____等物质与试剂生成沉淀而造成假阳性结果。

2. 酸性染料比色法测定中药中生物碱类成分，其主要影响因素有_____、_____、_____和_____。

3. 酸性染料比色法的原理是在一定_____介质中，生物碱盐的_____与酸性染料的_____定量结合为有色离子对，此离子对可定量溶于某些_____，然后进行测定。

4. 采用酸性染料比色法测定时，如果介质 pH _____，生物碱以盐的形式存在，但染料仍以酸的形式存在；如果 pH _____，染料以阴离子形式存在，而生物碱却以游离状态存在，两种状态均不能使阴阳离子_____。

5. 采用酸性染料比色法测定中药中生物碱类成分，选择有机溶剂的原则是根据离子对与有机溶剂能否形成_____以及形成_____能力的强弱而定。

6. 气相色谱法用于中药中生物碱成分分析，只适用于_____和_____的生物碱成分。

7. 以硅胶为吸附剂的薄层色谱法对中药中生物碱成分进行分析时，在喷改良碘化铋钾显色剂前，应_____，否则_____、_____，影响测定。

8. 用薄层色谱法对中药中生物碱成分进行分析时，除少数有色生物碱可直接在_____观察、有荧光的生物碱可在_____下观察外，绝大多数需_____，最常用的显色剂是改良碘化铋钾试剂。

9. 纸色谱法可用于生物碱的鉴别，主要是以_____为固定相的_____纸色谱。

10. 黄酮类化合物的母核为_____，由中间的三个碳原子连接两个苯环（A 环和 B 环）组成的一系列_____化合物。

11. 在黄酮类化合物的提取溶液中加入_____、_____等后，可使其最大吸收波长红移，可消除杂质干扰，有利于含量测定。

12. 亚硝酸钠 – 硝酸铝 – 氢氧化钠比色法是以_____为对照品，以亚硝酸钠 – 硝酸铝 – 氢氧化为显色条件，在 500nm 波长处测定对照品及中药供试品溶液的吸收度，以_____法计算样品含量的方法。

13. 黄酮类成分鉴别通常采用_____为吸附剂，其主要用于分离极性较弱的黄酮类化合物，而分离含游离酚羟基的黄酮苷及苷元时常用_____为吸附剂。

14. 比色法是中药中常用的总黄酮测定方法，是以芦丁为对照品，显色剂_____显色后在 420nm 波长处分别测定吸收度，以_____法计算含量。

15. 单体黄酮成分含量测定方法主要有_____和_____。

16. 可用于从水溶液中提取三萜苷的溶剂有_____和_____。

17. 三萜苷类成分经薄层色谱分离后，多以_____为显色剂显色观察。

18. 采用高效液相色谱法测定三萜苷类成分含量时，现常用的检测器是_____。

19. 测定总三萜苷类成分最常用的方法是_____法和_____法。

20. 中药中醌类化合物主要有_____、_____、_____、_____四种类型。

21. 黄酮类化合物显色反应主要有_____、_____。

22. 总挥发油的含量测定方法为_____。挥发性单体成分含量测定的方法有_____、_____。

23. 采用气相色谱法测挥发性成分含量时，常用_____和_____定量。

24. 测定总挥发油含量使用的仪器是_____。

25. 用于挥发性成分鉴别的方法有_____、_____、_____、GC-MS 联用及 GC-FTIR 联用分析。

26. 甾体类化合物结构中都具有_____的甾体母核。

27. 中药中甾体成分定性鉴别的方法有_____法、_____法及_____法。

28. 测定中药中甾体总皂苷类成分一般采用_____法。单一甾体成分的含量测定主要为_____法和_____法。

29. 采用高效液相色谱法测定中药中甾体类成分时一般以_____为填充剂，以_____或_____为流动相。

30. 总多糖的含量测定常采用_____法，常用的方法有_____比色法、蒽酮 – 硫酸比色法、3,5 – 二硝基水杨酸（DNS）比色法等。

31. 高效液相色谱法检测不同单糖组分时常采用_____柱分离，并可在流动相中加入_____来避免其稳定性差的问题。常采用的检测器为_____。

32. 中药中多糖类成分的鉴别包括_____法、_____法、_____法、高效液相色谱法和气相色谱 – 质谱联用等。

33. 多糖作为杂质除去的方法是在水提液中加入_____量的_____使其沉淀，滤过除去。

34. 结构中具有羟基的木脂素具有一定的酸性，可溶于_____水溶液，该类木脂素的提取和纯化可采用_____法。

35. 含有木脂素成分的中药进行鉴别时，可利用结构中_____的颜色反应进行检识，如结构中的_____可与三氯化铁试剂反应，_____可与没食子酸浓硫酸试剂反应等。

36. 采用高效液相色谱法测定单体木脂素类成分含量一般以_____为填充剂，以_____或_____系统为流动相，采用的检测器为_____。

37. 总木脂素的含量测定多采用_____比色法，但干扰较多，当采用该法进行中药的含量测定时，要进行_____试验，以证明方法的专属性。

38. 中药中的有机酸根据烃基的结构不同可分为_____有机酸、_____有机酸和_____有机酸。

39. 有机酸类成分根据其分子中所含羧基的数目不同分为_____有机酸、二元有机酸和_____有机酸。

40. 齐墩果酸、熊果酸等成分紫外吸收弱，采用高效液相色谱法测定含量时，应选择_____检测器。

41. 酸碱滴定法测定有机酸的含量，测定的是_____含量，为排除中药提取物的颜色干扰，可采用_____法指示终点。

42. 香豆素类化合物具有_____结构，在_____液中可以水解开环，生成顺式邻羟基桂皮酸盐而溶于水，加_____即可环合成游离香豆素而沉淀析出。

43. 香豆素类成分的含量测定方法包括分光光度法、_____法、_____法和气相色谱法等。

44. 测定具有挥发性的单萜、倍半萜和二萜类成分的含量可选用_____法，二萜类成分的含量测定多采用_____法。

45. 天然牛黄及人工培育牛黄中均含有_____、_____、_____、肽类、氨基酸和无机元素，其中主要成分是_____。

46. Van den Bergh 反应是_____化反应。

47. 麝香是麝成熟雄体脐下腺香囊中的干燥_____。割取香囊，阴干，习称_____，除去囊壳，习称_____。

48. _____是麝香中的香气成分，具有很强的挥发性，可用_____法定量。

49. 熊胆中的主要化学成分为_____成分，其中主要含_____，经碱水解后得_____和牛磺鹅去氧胆酸等。

50. 蛇胆汁中的主要成分为_____，且多数以与_____结合的结合型胆甾酸形式存在。

51. 蟾酥是挤取蟾蜍_____腺及_____腺的白色浆液，加工干燥而成。

52. 蟾酥的化学成分复杂，主要含_____类、_____类和_____类。

53. 斑蝥有很好的抗癌作用，但毒性也较大，其主要活性成分是_____，现已有半合成品是_____。

54. 矿物类药材包括_____、_____、_____和纯粹化学制品。

55. 矿物药的鉴别多用_____反应、_____反应、_____反应和气体反应等。

56. 很多含砷化合物具有挥发性，测定含砷试样时不应任意_____，必须控制好温度。对于中成药中雄黄的测定常用_____或_____作为分解试剂。

57. 分解含汞试样时，应注意防止汞的_____损失，应_____加热，且勿将样品溶液_____。

四、简答题

1. 某中药复方口服液加生物碱沉淀试剂有沉淀产生，说明该口服液是否含有生物碱类成分，并简述理由。

2. 某中药复方口服液加浓氨水及三氯甲烷振摇后，取三氯甲烷层蒸干，残渣加稀盐酸使溶解，滤过，滤液加生物碱沉淀试剂有沉淀产生，说明该口服液是否含有生物碱类成分，并简述理由。

3. 当采用硅胶薄层色谱法鉴别生物碱成分时，常有斑点 R_f 值较小或明显拖尾的现象，说明原因及克服方法。

4. 简述用直接重量法进行中药中生物碱成分测定的优缺点。

5. 简述用加试剂产生沉淀的重量法进行中药中生物碱成分测定的优缺点。

6. 简述酸性染料比色法测定中药中生物碱成分时，防止有机相中带入水分的理由。

7. 简述酸性染料比色法测定中药中生物碱成分时，其介质 pH 的关键作用。

8. 简述酸碱滴定法用于中药中生物碱成分的含量测定时，溶剂介质的选择。

9. 简述雷氏盐比色法测定生物碱成分时需注意的问题。

10. 简述用原型硅胶柱对中药中生物碱成分进行高效液相色谱法测定的特点。

11. 简述用气相色谱法测定中药中挥发性生物碱时，制备样品供试液时应注意的问题。

12. 简述聚酰胺薄层色谱分离黄酮类化合物的原理和特点。

13. 简述盐酸－镁粉反应鉴别中药中黄酮类化合物的方法和步骤。

14. 简述三萜苷类化合物在不同溶剂中的溶解特性。

15. 启脾丸中人参皂苷 Re、人参皂苷 Rg₁ 的鉴别。供试品溶液制备方法：取本品 9g，切碎，加硅藻土 5g，研匀，加三氯甲烷 40mL，超声处理 30 分钟，滤过，药渣备用，挥干溶剂，加甲醇 50mL，加热回流 1 小时，滤过，滤液蒸干，残渣加甲醇 5mL 使溶解，将甲醇液加在中性氧化铝柱（100～200 目，15g，内径 10～15mm）上，用 40% 甲醇 150mL 洗脱，收集洗脱液，蒸干，残渣加水 30mL 使溶解，用水饱和的正丁醇振摇提取 2 次，每次 25mL，合并正丁醇液，用正丁醇饱和的水洗涤 3 次，每次 20mL，取正丁醇液，蒸干，残渣加甲醇 0.5mL 使溶解，作为供试品溶液。简述上述主要操作步骤的依据和目的。

16. 简述三萜苷类单体成分定量方法及各方法的特点。

17. 简述醌类化合物在不同溶剂中的溶解特性。

18. 简述挥发性成分化学反应法的显色依据。

19. 简述采用薄层色谱法鉴别挥发性成分的分离条件。

20. 简述采用气相色谱法定性鉴别的依据。

21. 简述测定样品中的总挥发油含量的方法。

22. 简述采用气相色谱法测定挥发性成分含量的方法。

23. 简述可用高效液相色谱法测定含量的挥发性成分。

24. 简述甾体类化合物的主要鉴别方法。

25. 简述多糖的分类。

26. 简述多糖类的主要鉴别方法。

27. 简述总多糖的主要含量测定方法。

28. 简述酸碱滴定法在有机酸类成分分析中的应用。

29. 简述高效液相色谱法在有机酸分析中的应用。

30. 简述气相色谱法在有机酸分析中的作用。

31. 简述木脂素类成分的含量测定方法的种类。

32. 简述香豆素类成分的测定方法的种类。

33. 简述单萜类与二萜类成分在分析方法选用上的区别。

34. 简述环烯醚萜苷类成分的含量测定方法有哪些。

35. 简述国家关于《野生药材资源保护管理条例》与中药相关的内容。

36. 简述人工培育牛黄的培育过程。

37. 简述牛黄所含主要化学成分。

38. 简述 Pettenkofer 反应。

39. 简述麝香中所含化学成分的种类。

40. 简述麝香的鉴别方法。

41. 简述熊胆常用的鉴别和含量测定方法。

42. 简述蟾酥中含化学成分类别。

43. 简述斑蝥中的化学成分及最主要的活性成分。

44. 简述矿物药的定性定量方法。

45. 简述砷的定性鉴别方法。

46. 简述亚汞盐的定性鉴别方法。

47. 简述汞盐的定性鉴别方法。

五、论述题

1. 根据生物碱通性，试述对中药中生物碱成分进行分析时，供试液制备常用方法及特点。

2. 试述生物碱沉淀反应在中药分析中的应用。

3. 试述雷氏盐与生物碱反应在中药生物碱成分分析中的应用。

4. 试述用分光光度法测定中药中生物碱成分时，生物碱的碱性对不同测定方法下介质 pH 选择的影响。

5. 试述用分光光度法测定中药中生物碱成分时，溶剂介质 pH 对分析条件的影响。

6. 试述用色谱法进行中药中生物碱成分分析时，溶剂 pH 对分析结果的影响。

7. 当使用化学键合相硅胶为固定相，进行中药中生物碱成分的高效液相色谱法分析时，试述硅胶表面残留的游离硅醇基对色谱行为的影响及克服方法。

8. 止喘灵注射液处方组成为麻黄、洋金花、苦杏仁、连翘，请设计用薄层色谱法鉴别其中 l - 麻黄碱的方法。（样品供试液制备可根据方法原理用流程图表示，薄层色谱法请注明选用的吸附剂及薄层原理、展开剂极性及显色剂名称）

9. 止喘灵注射液处方组成为麻黄、洋金花、苦杏仁、连翘，请设计用薄层色谱法鉴别其中洋金花的方法。（样品供试液制备可根据方法原理用流程表示，薄层色谱法请注明选用的吸附剂及薄层原理、展开剂特点及显色剂名称）

10. 分析中药中黄酮类单体成分时，根据其结构特征和理化性质，试述如何确定 HPLC 分析条件。

11. 分析中药中三萜苷类单体成分时，根据其结构特征和理化性质，试述如何确定 HPLC 分析条件。

12. 分析中药中蒽醌类单体成分时，根据其结构特征和理化性质，试述如何确定 HPLC 分析条件。

13. 试述用一般理化法鉴别牛黄解毒片中大黄和黄芩成分及其变色机理。

14. 按《中国药典》要求描述下述实验操作过程与结果。

供试品溶液的制备：样品 10g→研细→乙酸乙酯 20mL + 盐酸 0.5mL→超声处理 20min→滤过→滤液蒸干→加 0.5mL 乙酸乙酯溶解残渣→得供试品溶液。

对照药材溶液的制备：大黄对照药材 0.1g→同法制成对照药材溶液。

对照品溶液的制备：大黄素对照品→甲醇溶解，1mg/mL 对照品溶液。

点样量：供试品溶液 10μL，对照药材溶液 2μL，对照品溶液 1μL。

薄层板：硅胶 G 薄层板。

展开剂：甲苯 – 乙酸乙酯 – 甲酸（20∶2∶1）上层液。

显色剂：氨蒸气中熏。

结果：显相同颜色斑点。

15. 试述挥发性成分的分析特点。

16. 试述挥发性成分显色反应的机理。

17. 试述挥发性成分定性鉴别方法的种类及薄层色谱法在挥发性成分鉴定中的优势。

18. 试述 GC-MS 联用在挥发性成分中的作用和地位。

19. 试述挥发性成分的定量首选方法及原因。

20. 试述常用气相色谱法中的定量方法、优缺点，并说明不用归一化法的原因。

21. 试述薄层扫描法在有机酸类成分分析中的作用和地位。

22. 试述香豆素类成分的荧光性质在分析中的意义。

23. 试述环烯醚萜苷类成分的定性方法有哪些，及其测定条件。

24. 试述三种牛黄的加工、采收及其共同点与不同点。

25. 试述熊胆中的化学成分。

26. 试述蛇胆中的化学成分及性质。

27. 试述蟾酥中的化学成分及性质。

28. 试述矿物药按其所含主要化学元素的分类方法。

29. 试述含砷类中药的样品处理。

参考答案

一、单项选择题

1. B 2. D 3. D 4. B 5. C 6. A 7. C 8. D 9. A 10. C

11. C 12. D 13. A 14. C 15. C 16. B 17. A 18. C 19. B 20. A

21. D 22. B 23. D 24. A 25. C 26. B 27. A 28. A 29. C 30. D

31. B 32. B 33. C 34. D 35. A 36. D 37. D 38. A 39. C 40. C

41. B　42. C　43. B　44. A　45. C　46. D　47. B　48. B　49. A　50. B
51. B　52. C　53. A　54. B

二、多项选择题

1. AE　2. BE　3. ACDE　4. BCD　5. ABC　6. ABC　7. ACD　8. ACE
9. ABCDE　10. ABC　11. ACD　12. ABCDE　13. ABCD　14. ABDE
15. ABC　16. ABC　17. BD　18. ABC　19. AB　20. ABCDE　21. ABCDE
22. CD　23. AC　24. ACDE　25. ACD　26. ADE　27. AC

三、填空题

1. 蛋白质；鞣质；多肽

2. 介质的 pH；酸性染料的种类；有机溶剂的选择

3. pH；阳离子；阴离子；有机溶剂

4. 偏低；偏高；定量结合

5. 氢键；氢键

6. 有挥发性；遇热不分解

7. 完全挥干展开剂；背景深；反差小

8. 日光下；紫外光；喷试剂显色

9. 水；正相

10. 2 – 苯基色原酮；C_6-C_3-C_6

11. 甲醇钠；氢氧化钠

12. 芦丁；标准曲线

13. 硅胶；聚酰胺

14. 三氯化铝 – 醋酸钾；标准曲线

15. 薄层色谱扫描法；高效液相色谱法

16. 正丁醇；戊醇

17. 不同浓度的硫酸乙醇液

18. 蒸发光散射检测器

19. 比色；重量

20. 苯醌；萘醌；菲醌；蒽醌

21. 盐酸 – 镁粉反应；与金属盐类试剂的配合反应

22. 蒸馏法；气相色谱法；高效液相色谱法

23. 内标法；外标法

24. 挥发油测定器

25. 化学反应法；薄层色谱法；气相色谱法

26. 环戊烷骈多氢菲

27. 颜色反应；薄层色谱；高效液相色谱

28. 重量；薄层色谱扫描；高效液相色谱

29. 十八烷基硅烷键合硅胶；乙腈－水；甲醇－水

30. 比色；苯酚－硫酸

31. 氨基键合硅胶；0.01% TEPA（四乙酸胺）；示差折光检测器

32. 薄层色谱；纸色谱；电泳

33. 一定；乙醇

34. 碱性；碱溶酸沉

35. 特殊官能团；酚羟基；亚甲二氧基

36. 十八烷基硅烷键合硅胶；乙腈－水；甲醇－水；紫外检测器

37. 变色酸－浓硫酸；阴性

38. 脂肪族；芳香族；萜类

39. 一元；多元

40. 蒸发光散射

41. 总有机酸；电位滴定

42. 内酯；稀碱；酸

43. 荧光光度；高效液相色谱

44. 气相色谱；高效液相色谱

45. 胆色素；胆汁酸；脂类；胆色素

46. 重氮

47. 分泌物；毛壳香囊；麝香仁

48. 麝香酮；气相色谱

49. 胆汁酸类；牛磺熊去氧胆酸；熊去氧胆酸

50. 胆汁酸；牛磺酸

51. 耳后；皮肤

52. 蟾蜍甾二烯；强心甾烯蟾毒；吲哚碱

53. 斑蝥素；羟基斑蝥胺

54. 天然矿物；生物化石；人类加工品

55. 离子；火焰；沉淀

56. 灼烧；硫酸－过氧化氢；硫酸－硝酸钾

57. 挥发；低温；直接蒸干

四、简答题

1. 不能。因为中药复方中尚有蛋白质、多肽及鞣质等也可以与生物碱沉淀试剂生成沉淀，为假阳性结果，所以不经净化处理直接加试剂有沉淀产生，不能确定制剂中含有生物碱成分。

2. 是。因为经净化处理－加氨水碱化使生物碱游离用三氯甲烷萃取，可排除蛋白质、多肽；三氯甲烷蒸干用酸将生物碱溶解，滤除酸不溶物（如鞣质），排除干扰成分后再加试剂生成沉淀，可以确定中药制剂中含有生物碱成分。

3. 由于硅胶本身有弱酸性，对碱性物质吸附较强，故可使 R_f 较小或影响分离使斑点拖尾，克服的方法有在展开剂中加入适量有机碱、在饱和氨蒸气下展开，以及用碱液铺制薄层板等方法。

4. 直接重量法可用于混合碱、未知结构或分子量相差较大的生物碱的含量测定。其优点有：计算简单、不用换算因数等。其缺点有：使用上有一定的局限性，如挥发性生物碱、遇热不稳定、在碱性条件下可发生水解的生物碱不宜用此法。而取样量大、操作时易乳化、费时以及提取时除提取完全外，还要尽可能减少杂质的存在等均是该法的不足。

5. 优点是取样量少、灵敏度高。缺点是计算较直接重量法复杂，操作繁琐，而且如沉淀试剂、反应溶液的 pH、温度以及一些非生物碱成分亦可与试剂生成沉淀等因素可干扰测定。

6. 水混入有机相可使有机相混浊，混入酸性染料会影响测定结果。

7. 若 pH 偏低，生物碱虽以盐的形式存在，但染料仍以酸的形式存在；若 pH 偏高，染料以阴离子形式存在，而生物碱却以游离状态存在，两种情况均不能使阴阳离子定量结合。

8. 酸碱滴定法有水溶液与非水溶液两种方法，主要根据生物碱碱性强弱选择溶液，碱性弱的生物碱一般选用非水溶液酸碱滴定法。

9. 雷氏盐试剂室温下即易分解，故需新鲜配制，并在低温进行；反应液的浓度不能过低，注意杂质干扰；雷氏盐丙酮液吸收值随时间有变化，故应尽快测定。

10. 用原型硅胶柱对中药中生物碱成分进行高效液相色谱法测定，分离原理属于吸附色谱法，可以排除酸性及中性杂质的干扰；利用生物碱碱性不同进行分离，生物碱的亲脂性对分离影响不大；流动相组成比较简单。

11. 注意采用冷提方法，避免加热，防止挥发性生物碱损失，需用三氯甲烷等低极性有机溶剂为溶媒制备成供试液。

12. 聚酰胺薄层色谱用于分离含游离酚羟基的黄酮苷和苷元效果较好。其原理是黄酮类成分含有酚羟基，而聚酰胺分子中含有酰胺基，二者形成氢键。由于各种黄酮类成分取代基团的性质、多少和位置的不同，与聚酰胺形成氢键的能力有所差异而得到分离。聚酰胺对黄酮类成分的吸附能力较强，因而展开剂就需要有较强的极性。一般来说，展开剂中大多含有醇、酸、水或三者兼有。

13. 将中药用适当方法提取分离，制成供试品液，取 1mL，加入数滴盐酸，然后加入少量镁粉或锌粉（必要时加热），数分钟后出现红～紫红色，说明含有黄酮、黄酮醇、二氢黄酮或二氢黄酮类化合物。为了避免中药提取液本身颜色的干扰，可注意观察加入盐酸后升起的泡沫颜色，如泡沫为红色，即示阳性。

14. 三萜苷一般可溶于水，易溶于热水、含水稀醇、热甲醇和热乙醇中，几不溶于或难溶于乙醚、苯等极性小的有机溶剂。三萜苷在含水丁醇或戊醇中溶解度较好，且又能与水分成二相，可利用此性质从水溶液中用正丁醇或戊醇提取三萜苷，借以与亲水性的糖、蛋白质等分离。三萜苷元能溶于石油醚、苯、乙醚、三氯甲烷等有机溶剂，而不溶于水。

15. 本品为丸剂，含蜂蜜等辅料，加硅藻土作分散剂研匀有利于溶剂提取；加三氯甲烷将制剂中非极性干扰成分提取并弃去；加甲醇将制剂中皂苷等极性较大的成分提取，上氧化铝柱纯化，洗脱液蒸干后加水溶解，再用水饱和正丁醇提取，得皂苷提取部位，作皂苷鉴别用供试品溶液。

16.（1）薄层色谱法：样品经适当的提取、纯化后，用薄层色谱法分离，可排除其他组分的干扰，常用于测定中药制剂中的皂苷元或单体皂苷，定量方法可采用薄层扫描法。

（2）高效液相色谱法：若中药中所含三萜苷类成分本身具有较强的紫外吸收，如甘草酸、远志皂苷等，可用 HPLC 法分离并用紫外检测器检测。大多数三萜苷类成分，如人参皂苷、三七皂苷等的紫外吸收较弱，可利用蒸发光散射检测器（ELSD）检测。在用 ELSD 检测时，系统平衡快（大约 30 分钟），基线相当稳定，重现性、灵敏度均较好，且通过自然对数拟合，峰面积值与进样量之间呈良好的线性关系，因而结果较准确。

17. 游离醌类成分极性小，易溶于甲醇、乙醇、乙醚、苯、三氯甲烷等有机溶剂中，微溶或不溶于水。结合型醌类成分极性较大，易溶于甲醇、乙醇、在热水中也可溶解，几乎不溶于苯、乙醚、三氯甲烷等极性较小的有机溶剂。

18. 根据中药中所含挥发性组分的结构或功能基的化学性质进行鉴别。如含有双键的萜类成分可与溴起加成反应使溴水褪色；不饱和萜类成分可被高锰酸钾氧化，而使高锰酸钾溶液褪色；大多数挥发油成分能在浓硫酸（或浓盐酸）存在下与香草醛形成各种颜色的化合物。

19. 挥发油类成分的薄层鉴别常用硅胶为吸附剂，用不同极性的展开剂进行分离。用正己烷或石油醚可使不含氧的烃类成分展开，而含氧化合物一般留在原点。在正己烷（或石油醚）中加入少量的乙酸乙酯，增大展开剂极性，可将不含氧的烃类成分与含氧化合物较好分离。经薄层分离后的挥发性成分，常需用显色剂显色，少数具有荧光吸收特征的成分可直接在紫外光灯（365nm）下观察荧光。

20. 鉴别的依据是同一物质在相同的色谱条件下具有相同的保留参数，故常用对照品对照法进行定性鉴别，即在相同的色谱条件下测定供试品与对照品的保留时间，以确定某组分的存在与否。

21. 总挥发油的测定常采用挥发油测定器，用蒸馏法测定。根据挥发油的相对密度不同，可分别测定相对密度在 1.0 以下和 1.0 以上的挥发油含量。

22. 采用气相色谱分析挥发油成分含量时，多采用毛细管柱。固定液常用聚乙二醇类、硅氧烷类（SE-30、SE-52 等）、阿皮松类和聚酯类等。常用氢火焰离子化检测器（FID），检测器温度为 250～350℃。测定法有内标法和外标法，常用内标法，以克服进样误差。为克服气相色谱分析中药成分周期长，操作复杂，可能破坏或损失某些成分的缺点，可采用闪蒸气相色谱法，也可用顶空气相色谱分析。

23. 具有紫外吸收特征的挥发性成分，如桂皮醛、丹皮酚、丁香酚等芳香族化合物，可用高效液相色谱法测定含量。

24. 用于中药中甾体成分定性鉴别的方法有颜色反应法、薄层色谱法及高效液相色谱法。其中薄层色谱法为《中国药典》收载的主要方法。

25. 多糖一般分为两类，一类为水不溶的，主要是形成动植物的支持组织，如纤维素、甲壳素等，分子是直糖链型；另一类为动植物贮存的养料，可溶于热水，成胶体溶液，如淀粉、肝糖元等，多数为支糖链型。

26. 多糖水解后进行①薄层色谱法和纸色谱法鉴别；②滤纸电泳、玻璃纤维电泳、醋酸纤维薄膜电泳和凝胶电泳等电泳方法；③高效液相色谱法鉴别；④气相色谱 – 质谱联用等。

27. 苯酚 – 硫酸试剂可与游离的己糖、戊糖或多糖中的己糖、戊糖、糖醛酸起显色反应，己糖在 490nm 波长处、戊糖及糖醛酸在 480nm 波长处有最大吸收，吸收度与糖的含量成正比。

蒽酮 – 硫酸法系糖类在较高温度下被硫酸作用脱水生成糠醛或糠醛衍生物后与蒽酮缩合成蓝色化合物，在 620nm 处有最大吸收。溶液含糖量在每毫升 150μg 以内，与蒽酮反应生成的颜色深浅与糖量成正比。

3,5 – 二硝基水杨酸（DNS）比色法系利用 3,5 – 二硝基水杨酸与多糖水解后的还原糖生成有色物质进行测定。

28. 酸碱滴定法适合于测定总有机酸类成分，滴定溶液颜色较深时，影响观察沉淀终点，采用电位法指示终点。

29. 中药中的各种有机酸均可采用高效液相色谱法进行含量测定。检测器、色谱柱、流动相则根据化合物的具体理化性质进行选择。如绿原酸、没食子酸、桂皮酸、阿魏酸等有较强的紫外吸收，可选择紫外检测器进行测定。而齐墩果酸、灵芝酸、熊果酸、山楂酸等成分紫外吸收弱，则应选择蒸发光散射检测器效果较好。

30. 在中药有机酸类成分的测定中，气相色谱主要用于长链脂肪酸的分析和测定，其次为萜酸，在酚酸和小分子脂肪酸方面的应用较少。脂肪甲酯化是气相色谱测定脂肪酸的关键步骤。常用的如重氮甲烷法、三氟化硼催化法、硫酸盐酸催化法及快速甲酯化法等。

31. 根据测定目的不同可分为总木脂素含量测定和单体木脂素成分的含量测定。总木脂素的含量测定多采用变色酸－浓硫酸比色法，单体木脂素类成分的含量测定主要用色谱法，常用的有薄层色谱扫描法和高效液相色谱法。

32. 香豆素类成分的测定方法与其结构特征有关，香豆素类成分可与多种显色剂显色，所以可用分光光度法测定。香豆素类成分中的羰基和芳环形成共轭体系，具较强的紫外吸收，故又可用高效液相色谱法测定。大多数香豆素类成分具有很强的荧光，所以也可用荧光法测定；有一些小分子香豆素成分具有挥发性，所以还可以用气相色谱法测定。

33. 具有挥发性的单萜、倍半萜和二萜类成分的含量测定可选用气相色谱法；二萜类成分的含量测定多采用高效液相色谱法。

34. 环烯醚萜苷类成分的母核都具有烯键和醚键，有些具有较强的紫外吸收，故此类化合物可用高效液相色谱法测定。也可用薄层色谱法分离后经显色剂显色，用扫描法测定。某些环烯醚萜苷类成分具有荧光，还可用荧光法测定。

35. 国家关于《野生药材资源保护管理条例》将国家重点保护野生药材的物种分为三级，其中对濒临灭绝状态稀有珍贵野生药材物种归为一级保护物种，明确规定禁止采猎的一级保护野生药材物种有虎骨、豹骨、羚羊角等。

36. 人工培育牛黄就是在牛的腹部施胆囊手术，放进异物，注入经培养的大肠杆菌菌种，人为地造成胆结石，在牛体内埋植一年或更长时间，将核取出，凝集于核体表面的附着物，即为人工培育牛黄。

37. 天然牛黄及人工培育牛黄中均含有胆色素、胆汁酸、脂类、肽类、氨基酸和无机元素。牛黄中含胆色素 72% ~ 76%，其中胆红素含量为 25% ~ 70%。人工牛黄含胆酸、去氧胆酸、胆固醇、胆红素、无机盐等。

38. Pettenkofer 反应是利用蔗糖经浓硫酸作用生成羟甲基糠醛，可与胆汁酸结合生成紫色。一般操作：取一小试管，加入未稀释胆汁 1 滴，蒸馏水 4 滴，10% 蔗糖液 1 滴，混匀，倾斜试管，沿壁加浓 H_2SO_4 5 滴，不要振摇，置于冰水中冷却，在两液分界处出现紫色环；或以 3 ~ 4 滴 1% 糠醛水溶液与 0.5mL 胆汁作用，沿管壁小心地加入 2 ~ 3mL 浓硫酸，注意接触面的红色环，振摇后变红色。

39. 麝香中所含化学成分十分复杂，有亲脂性的也有亲水性的，既有小分子，也有大分子，主要分为大环化合物；甾族化合物；胆固醇、酯和蜡；蛋白质、肽、氨基酸；以及其他成分尿囊素、胆酸、胆红素样物质等。

40. 麝香的鉴别可采用气相色谱法，以麝香酮为对照品。因麝香中还含有雄甾烷类成分，也可以雄甾烷类成分为对照品。或用薄层色谱法进行鉴别，经薄层分离后用硫酸乙醇液显色，置日光下或紫外光下检视。

41. 中药制剂中熊胆的鉴别常用薄层色谱法，以各单体胆酸为对照品，经薄层分离后，喷苯甲酸－硫酸－醋酸试液，加热后不同的胆酸显不同的颜色。含量测定常采用高效液相色谱法，因大多数胆汁酸不具共轭双键，可用蒸发光散射检测器检测。

42．蟾酥中主要含蟾蜍甾二烯类、强心甾烯蟾毒类、吲哚碱类，其中蟾蜍甾二烯类又分为结合型与游离型，其游离型称蟾毒配基。

43．斑蝥中的化学成分有斑蝥素、脂肪、树脂、蚁酸、甲酸、色素、挥发油、甲壳质及无机元素等。其中主要活性成分是斑蝥素。

44．矿物药的鉴别多用离子鉴别、火焰反应、沉淀反应、气体反应、显微鉴别、热分析法等。矿物药的含量测定方法通常选择容量分析和重量分析法，对含量较低的药物可选择原子吸收光谱法、电感耦合等离子质谱法等。

45．取本品适量置坩埚内，加热熔融，继续加热产生白色或黄白色火焰，并伴有白色浓烟，取薄片覆盖后，有白色冷凝物，刮取少许置试管内加水煮沸使溶解，必要时滤过，滤液加硫化氢试液数滴即显黄色，加稀盐酸后产生黄色絮状沉淀，再加碳酸铵试液后，沉淀复溶解。

46．①样品液中加氨试液或氢氧化钠试液即变黑；②样品液中加碘化钾试液振摇，显黄绿色，瞬即变为灰绿色，逐步变为灰黑色。

47．①样品液中加氢氧化钠变为黄色沉淀；②样品液中加碘化钾试液呈猩红色沉淀，过量则能溶解，再以氢氧化钠液碱化，加铵盐即生成红棕色沉淀；③供试品溶液涂于铜箔表面，擦拭后呈光亮似银的沉淀物。

五、论述题

1．常用制备方法多根据生物碱碱性（可与酸成盐）及溶解性（多数游离生物碱易溶于有机溶剂难溶于水，生物碱盐易溶于水、极性有机溶剂，难溶于低极性有机溶剂），固体制剂可先用醇类提取，提取液浓缩，浸膏加酸溶解，滤过酸不溶物，酸水液调 pH9 以上，加低极性有机溶剂如三氯甲烷萃取，萃取液浓缩至适量。液体制剂（固体制剂）可直接碱化后用低极性有机溶剂如三氯甲烷提取，提取液浓缩至适量。如果杂质多，可将浓缩液通过氧化铝柱等净化。

2．①可作为生物碱的定性鉴别方法。②生物碱与沉淀试剂生成的沉淀，组成恒定时，可用重量法进行生物碱的含量测定。③生物碱与沉淀试剂生成的沉淀，组成恒定、有颜色且易溶于某种溶剂时，可用分光光度法比色测定含量，如雷氏盐比色法、苦味酸盐比色法等。

3．①可作为生物碱的定性鉴别方法。②生物碱与雷氏盐在弱酸下可生成组成恒定的沉淀，沉淀干燥后，可用重量法测定含量。③若雷氏盐生物碱沉淀易溶于丙酮、甲醇等溶剂，其丙酮溶液在 520～526nm 波长处有吸收、甲醇溶液在 427nm 波长处有吸收，可用比色法测定含量。

4．生物碱碱性强弱对自身的紫外可见吸收没有影响，因此对直接比色的测定方法无影响；在加入试剂显色后特定波长下测定的分光光度法中，生物碱碱性强弱对酸性染料比色法中介质 pH 的选择有影响。如强碱性生物碱在弱酸条件下（pH 较高）可以盐的形式存在，而弱碱性生物碱则需要在强酸条件下（pH 较低）才可以盐的形式存在，因此生物碱碱性强弱是介质 pH 选择的主要影响因素。

5. ①酸性染料比色法溶剂介质的 pH 偏低，则染料不能以离子状态存在；pH 偏高，生物碱不能以离子状态存在，两者均不能使染料与生物碱生成有色离子对，影响比色；②生物碱与苦味酸在弱酸或中性条件下生成苦味酸盐沉淀，该沉淀加碱调 pH 至碱性，可使沉淀分解，释放出试剂，用含有试剂的水液比色测定；在 pH 弱酸条件下，用三氯甲烷可将生物碱苦味酸盐提出，用生物碱苦味酸盐的三氯甲烷液比色测定；③雷氏盐与生物碱需在弱酸性条件下生成沉淀，直接称量沉淀测定或用丙酮溶解沉淀比色法测定。

6. 由于生物碱碱性不同，在不同 pH 条件下存在状态不同，用色谱法分析生物碱成分时，流动相的 pH 可影响物质的分离度、峰形及 R_f 或 t_R。如硅胶薄层色谱，当斑点 R_f 较小、斑点拖尾时，在展开剂中加有机碱，使展开剂偏碱性，可使 R_f 增加，斑点集中，改善分离效果。高效液相色谱法分析生物碱成分时偏碱性或偏酸性的流动相分离效果比中性流动相好。

7. 由于硅醇基酸性较大，生物碱类成分可与其牢固地键合，从而影响色谱行为，使保留时间延长、峰形变宽、拖尾。为了克服游离硅醇基的影响，可采取以下措施：

（1）改进流动相：①在流动相中加入硅醇基抑制剂或称改性剂，竞争或部分阻断硅醇基的影响；②在合适的 pH 下，流动相中加入低浓度离子对试剂，可通过与生物碱类成分生成离子对而掩蔽其碱性基团，使之不会与固定相表面的硅醇基作用；③也可以在流动相中加入季铵盐试剂，能在较短的保留时间内得到很好的分离，色谱峰重现性好，也不拖尾；④在流动相中加入一定浓度的电解质缓冲盐，通过改变流动相离子强度，稳定 pH 值及促进离子对相互作用，而起到改善峰形及分离效果的作用。

（2）固定相改进：封尾技术可以使填料的键合更彻底。一般是在键合反应结束后，用三甲基氯硅烷（TMCS）等进行后续处理，尽量减少残余羟基，增加单体覆盖度。

8. 将样品碱化后用低极性有机溶剂提取，选择对照品及显色试剂以排除洋金花生物碱的干扰。①供试品溶液制备：注射液样品直接碱化后用亲脂性有机溶剂提取，提取液浓缩，加适量甲醇溶解，作为供试品溶液；另取盐酸麻黄碱对照品，加甲醇溶解为对照品溶液。②将以上溶液分别点于同一块硅胶 G 薄层板上。③低极性偏碱性展开剂展开（或在饱和氨气环境下，低极性有机溶剂展开）。④挥尽溶剂后，以茚三酮试剂显色。⑤该薄层色谱为吸附色谱。

9. 将样品直接碱化后用低极性有机溶剂提取，选择对照品及显色试剂以排除麻黄生物碱成分的干扰。①供试品溶液制备：注射液样品直接碱化后用亲脂性有机溶剂提取，提取液浓缩，加适量甲醇溶解，作为供试品溶液；另取莨菪碱对照品，加甲醇溶解为对照品溶液。②将以上溶液分别点于同一硅胶 G 薄层板上。③低极性偏碱性展开剂展开（或在饱和氨气环境下，低极性有机溶剂展开）。④挥尽溶剂后，以改良碘化铋钾试剂显色。⑤该薄层色谱为吸附色谱。

10. 黄酮类成分的分析可用正相或反相色谱。反相色谱多用十八烷基硅烷键合硅胶为固定相，流动相常用甲醇－水－乙酸（或磷酸缓冲液）及乙腈－水。正相色谱多用于没有羟基的黄酮化合物，固定相为硅胶；—CN 键合相色谱适用于带有一个羟基的黄酮类成分；含有 2 个以上的羟基可选用—NH$_2$ 键合相。检测器主要用紫外检测器或荧光检测器。

11. 大多三萜皂苷可用其在紫外的末端吸收来检测，如人参皂苷、三七皂苷等，但其灵敏度较低。也可用通用蒸发光散射检测器（ELSD），ELSD 具有系统平衡快，基线稳定，重现性、灵敏度均好，且通过自然对数拟合，峰面积值与进样量之间呈良好的线性关系，因而结果准确可靠。

12. 蒽醌类成分多采用十八烷基键合相硅胶为固定相，流动相多采用甲醇－水（或酸水）系统。蒽醌类成分在紫外光区有强吸收，利用 HPLC（紫外检测器）测定蒽醌类单体成分，且有灵敏、准确、简便等优点。

13. 大黄为蒽醌类成分，羟基蒽醌类在碱性溶液（氢氧化钠等）中会引起颜色改变并加深，多呈橙、红、紫红色及蓝色。黄芩为黄酮类成分，盐酸－镁粉与黄酮类成分发生还原反应，生成阳碳离子而显色。

14. 取本品 10g，研细，加乙酸乙酯 20mL，盐酸 0.5mL，超声处理 20 分钟，滤过。滤液蒸干，残渣加乙酸乙酯 0.5mL 使溶解，作为供试品溶液。另取大黄对照药材 0.1g，同法制成对照药材溶液。再取大黄素对照品，加甲醇制成每 1mL 含 1mg 的溶液，作为对照品溶液。照薄层色谱法试验，吸取上述供试品溶液 10μL，对照药材溶液 2μL，对照品溶液 1μL，分别点于同一硅胶 G 薄层板上，以甲苯－乙酸乙酯－甲酸（20∶2∶1）上层液为展开剂，展开，取出，晾干，置氨蒸气中熏至斑点显色清晰。供试品色谱中，在与对照药材和对照品色谱相应的位置上，显相同颜色的斑点。

15. 挥发性成分一般分子量较小，具有挥发性，主要集中在挥发油中。挥发油中挥发性成分比较复杂，在进行鉴别时，用薄层色谱法有时难以得到满意效果，可用气相色谱法或毛细管气相色谱法定性。在进行定量分析时，利用其挥发性的特点，采用气相色谱法进行测定，气相色谱法具有分离效率高、灵敏度高等优点，能满足大多挥发性成分的要求。也可以采用 GC-MS 联用技术对挥发性成分进行定性或定量分析。

16. 显色反应在挥发油成分分析中主要用于定性鉴别，可用于溶液的颜色反应，也可用于薄层色谱法的显色。其反应机理是利用挥发性成分结构中所具有的不同官能团，可与某些试剂在一定条件下呈色，如含有双键的萜类成分可与溴起加成反应使溴水褪色；不饱和萜类成分可被高锰酸钾氧化，而使高锰酸钾溶液褪色；大多数挥发油成分能在浓硫酸（或浓盐酸）存在下与香草醛形成各种颜色的化合物。

17. 常用的定性鉴别方法有化学反应法、薄层色谱法、气相色谱法、GC-MS 联用及

GC-FTIR 联用分析。化学反应法较简便，但专属性差，干扰因素多；气相色谱法及 GC-MS、GC-FTIR 等联用技术需要一定的仪器设备，普及性差；薄层色谱法是挥发性成分常用的定性鉴别方法，具有分离效率高、专属性强、应用范围广、操作简便等特点，但当挥发油中所含成分复杂，用薄层色谱法难以获得满意效果时应用会受到限制。

18. 气相色谱法具有高分离功能，质谱仪作为气相色谱的检测器，具有测定分子量、快速定性和推断分子结构的高鉴别能力，因此 GC-MS 特别适合于多组分混合物中未知组分的定性鉴别，还可修正色谱分析的错误判断，利用多离子检测技术可以检出部分分离甚至未分离开的色谱峰，以增加定性鉴别的准确性和可靠性。

19. 挥发性成分的首选定量方法应是气相色谱法，气相色谱法采用氢火焰离子化检测器（FID）检测，具有分离效率高、灵敏度高等优点，FID 是有机物的通用检测器，不受化学成分性质和结构差异的影响，所以对所有有机物都有响应。而高效液相色谱法（紫外检测器）只对具有共轭体系的分子结构有响应。故气相色谱法是挥发油检测最常用的定量分析方法。

20. 气相色谱法的定量方法常用内标法和外标法。一般的定量分析要求准确分析出样品中某成分的绝对含量，所以常用对照品对照法进行测定，而不用归一化法分析其相对含量。内标法的优点是可减小进样误差，但内标物不能影响分离效果，加入内标物后给复杂组分的分离增加了分离难度是其缺点。外标法的优点是操作简便，不需内标物，但进样误差较大是其缺点。应根据样品的具体情况选择定量方法。

21. 化合物本身或经显色后在可见及紫外光区有吸收的有机酸类成分，可用薄层吸收扫描法测定含量；利用化合物的荧光或荧光淬灭反应，可用薄层荧光扫描法测定含量。脂肪类、萜类等不具有紫外吸收的有机酸类物质，可用薄层色谱分离，再选用合适的显色剂，显色后测定。

22. 香豆素类化合物紫外光下多显蓝色或紫色荧光，在碱性溶液中荧光增强。对于具有荧光的香豆素类成分，可用薄层色谱法鉴别，用对照品或对照药材作对照；不具荧光或荧光强度较弱的香豆素可用喷显色剂或喷碱溶液以增强荧光再进行鉴别。羟基香豆素类成分大多能产生强烈荧光，可用荧光光度法测定其含量。

23. 环烯醚萜苷类成分的定性方法常用薄层色谱法，以硅胶 G 和硅胶 GF_{254} 为吸附剂。具有共轭双键的物质紫外吸收波长较长，在硅胶 GF_{254} 板上可产生荧光淬灭，可用硅胶 GF_{254} 为吸附剂。不具共轭双键的可用硅胶 G 为吸附剂，用硫酸乙醇液、茴香醛试液、香草醛硫酸试液和对二甲氨基苯甲醛 - 硫酸溶液等为显色剂显色后鉴别。也可用聚酰胺薄膜色谱进行鉴别。

24. 天然牛黄是牛的胆结石，宰牛时，如发现有牛黄，即破胆去胆汁，将牛黄取出，除去外层薄膜，阴干；人工牛黄又称人工合成牛黄，由牛胆粉、胆酸、猪去氧胆酸、牛磺酸、胆红素、胆固醇、微量元素等制成；人工培育牛黄就是在牛的腹部施胆囊手术，放进异物，注入经培养的大肠杆菌菌种，人为地造成胆结石，在牛体内埋植一年或更长时间，将核取出，凝集于核体表面的附着物，即为人工培育牛黄。人工培育牛黄与天然牛黄在化学成分、质量、药理作用等方面基本一致，人工牛黄和天然牛黄的化学成分差异较大，其疗效不及天然牛黄。

25．熊胆中的主要化学成分是胆汁酸类，约占胆汁中的58%～59%，其主要含牛磺熊去氧胆酸，经碱水解后得熊去氧胆酸、牛磺鹅去氧胆酸，尚有鹅去氧胆酸、微量熊去氧胆酸和微量胆酸、去氧胆酸、猪去氧胆酸、石胆酸等。胆汁中还含有胆色素，以胆红素为主，还含有氨基酸、胆固醇、脂类、磷脂及多种无机元素。

26．蛇胆汁主要化学成分为胆汁酸类，且多数以与牛磺酸结合的结合型胆甾酸形式存在，在各种蛇胆汁中除蟒蛇外，均以牛磺胆酸含量最多，还有牛磺鹅去氧胆酸、牛磺去氧胆酸、石胆酸、胆固醇、游离胆酸、胆甾醇、甘氨胆酸、甘氨去氧胆酸等。同时蛇胆中还有微量元素等。通过数十种不同种类的蛇胆汁结合型胆甾酸的薄层色谱分析，说明不同种类的蛇胆汁的成分差别不太大。但临床上认为以毒蛇胆药用价值更高，可能与各成分的含量比例不同有关。

27．蟾酥中所含化学成分复杂，主要含蟾蜍甾二烯类、强心甾烯蟾毒类和吲哚碱类。蟾蜍甾二烯类又分为游离型与结合型，其游离型又称蟾毒配基，其结合型多为脂溶性的蟾酥毒素类、蟾酥配基类和精氨酸等结合的脂类。这类成分往往在干燥加工或提取过程中分解为蟾酥配基类。

28．矿物药按其所含化学元素可分为十类：含砷类、含汞类、含铅类、含铜类、含铁类、含钙类、含硅类、含硫类、含氯类及其他矿物药。

29．很多砷化合物具有挥发性，因此测定砷的试样时不应任意灼烧，必须控制好温度。如含砷中药制剂可加入等量的氢氧化钙，加少量水调成糊状，先用小火加热使炭化，再于500～600℃灼烧，使砷转化为砷酸钙，然后用盐酸提取。对于中药制剂中雄黄的测定常用硫酸－过氧化氢或硫酸－硝酸钾作为分解试剂。在用硫酸－过氧化氢分解时，一般先在试样中加入浓硫酸，加热使有机物破坏，然后在热溶液中，小心地逐滴加入30%过氧化氢溶液，以完成氧化作用，再进行化学成分的定性鉴别和含量测定。

第八章 各类中药制剂分析 ▷▷▷▷

重点总结

一、中药制剂原料药的分析

1. 中药饮片、植物油脂和提取物的定义

中药饮片：指药材经过炮制后可直接用于中医临床或制剂生产使用的处方药品。

植物油脂和提取物：指从植、动物中制得的挥发油、油脂、有效部位和有效成分。

2. 中药饮片质量分析的一般要求 包括净度、片型与粉碎粒度、色泽、气味、水分、灰分、浸出物、显微鉴别和理化鉴别、有效成分含量测定、有毒成分控制、卫生学检查、包装检查。

3. 植物油脂和提取物质量分析的一般要求 包括性状、相对密度与折光率、干燥失重与水分含量、乙醇量、炽灼残渣、重金属及有害元素、树脂残留物及溶剂残留物。

二、液体中药制剂的分析

1. 液体中药制剂的分类 液体中药制剂包括合剂、酒剂、酊剂、注射剂等。

2. 合剂（口服液）、酒剂、酊剂质量分析的一般要求和特点

（1）合剂（口服液）

①一般要求：应检查性状、相对密度、pH 值、装量、防腐剂量、微生物限度。

②分析特点：因其含杂质量较大，且有一定的黏度，直接分析多有困难，大多需净化分离后方能进行。常用的净化方法有液－液萃取法及柱色谱法。液－液萃取法还可利用被测成分的酸碱性，先将提取液调成碱性或酸性，然后再进行萃取。

（2）酒剂和酊剂

①酒剂的一般要求：应检查性状、乙醇量、甲醇量、总固体、装量、微生物限度。

②酊剂的一般要求：应检查性状、乙醇量、甲醇量、装量、微生物限度。

③分析特点：制备酒剂和酊剂的溶剂都含有较高浓度的乙醇，与汤剂相比，药材中的蛋白质、黏液质、树胶等成分不易溶出，含量相对较少，一般采用色谱法对酒剂、酊剂进行含量测定，供试液的制备多是将原制剂过滤或稀释，即可进样分析。但对一些成分复杂的样品，需先将酒剂或酊剂加热，蒸去乙醇，再采用合适的方法用适当的有机溶

剂萃取或用柱色谱法净化分离后进行分析。另外，取样要注意应具有代表性，一般摇匀后再取样。设计分析方案时，还要注意避免所加入的防腐剂、矫味剂等对分析方法的影响。

④甲醇量、乙醇量、总固体、相对密度检查

乙醇量：由于不同浓度的乙醇对药材中各种化学成分的溶解能力不同，制剂中乙醇含量的高低对制剂中有效成分的含量、所含杂质的类型和数量，以及制剂的稳定性等都有影响，因此，酒剂、酊剂均要规定乙醇含量。

甲醇量：由于酒剂以蒸馏酒（乙醇）为溶剂，蒸馏酒中或多或少带有一定量的甲醇，如甲醇含量超出一定的限度，则对人体有害，因此，对酒剂必须规定甲醇含量。《中国药典》规定，酒剂中供试液甲醇量不得超过 0.05%（mL/mL）。

总固体：合剂的相对密度及酒剂的总固体往往与溶液中含有可溶性物质的总量有关，这些指标在一定程度上可以反映其内在含量，因此，合剂一般应规定相对密度，酒剂一般应规定总固体的含量，而酊剂有时也可规定相对密度。

酒剂总固体检查有两种方法。第一法适用于测定含糖、蜂蜜的酒剂，需要加入硅藻土作为固体分散剂。第二法适用于测定不含糖、蜂蜜的酒剂。

相对密度：检查有两种方法。第一法是比重瓶法。第二法是韦氏比重秤法。

三、半固体中药制剂的分析

1. 半固体中药制剂的分类 半固体中药制剂包括流浸膏剂、浸膏剂、糖浆剂和煎膏剂（膏滋）等。

2. 半固体中药制剂的分类、质量分析的一般要求和特点

（1）一般要求：应检查性状、乙醇量、含糖量、pH 值、相对密度和总固体含量、不溶物、装量、防腐剂量、微生物限度。

（2）分析特点：半固体中药制剂制备时一般用水或不同浓度的乙醇为提取溶剂，水作溶剂时药液中含有大量的多糖、蛋白质等水溶性杂质；乙醇提取时药液中的脂溶性杂质相对较多，样品的前处理方法应结合待测成分的性质合理选择。此外，半固体中药制剂较为黏稠，分析时常采用水或稀醇稀释后，再进行纯化或检测，对于煎膏剂，也可加适量惰性材料，如硅藻土、纤维素等，低温烘干后，按固体样品处理。浸膏剂、流浸膏剂、糖浆剂和煎膏剂中常含有乙醇、糖或蜂蜜等辅料，在样品预处理时应注意排除辅料对检测的干扰。

四、固体中药制剂的分析

1. 固体中药制剂的分类 固体中药制剂主要包括丸剂、片剂、颗粒剂、散剂、栓剂、滴丸剂等。

2. 丸剂、片剂、颗粒剂、散剂、栓剂、滴丸剂质量分析的一般要求和特点

（1）丸剂

①一般要求：应检查性状、水分含量、重量差异或装量差异、装量、溶散时限、微

生物限度。

②分析特点：水蜜丸、水丸、糊丸、蜡丸、浓缩丸等可直接研细或粉碎后进行提取。蜜丸可用小刀将其切成小块再进行处理，在提取过程中需加入适当固体分散剂，如硅藻土等。样品的提取所用溶剂及方法均应根据待测成分及杂质的性质，以及不同类型丸剂的特点选择。常用的提取方法有超声提取法、室温浸渍法、低温浸渍法、回流提取法、连续回流提取法等。

（2）片剂

①一般要求：应检查性状、重量差异、崩解时限（或溶出度）、脆碎度（或硬度）、发泡量（泡腾片）、微生物限度。

②分析特点：对片剂进行提取前应进行研碎（糖衣片需先除去糖衣），并过一定目数的筛，选择用适宜的有机溶剂提取待测组分，同时去除淀粉、糊精、糖粉、硫酸钙等水溶性赋形剂。

（3）颗粒剂

①一般要求：应检查性状、粒度、水分、溶化性、装量差异、装量、微生物限度。

②分析特点：颗粒剂在进行提取时应根据所加辅料（如乳糖、糊精、淀粉等）的特点选择合适的方法和溶剂，以免对分析结果产生干扰，必要时还应对辅料进行分析。

（4）散剂

①一般要求：应检查性状、外观均匀度、水分、粒度、装量差异、装量、微生物限度。

②分析特点：中药散剂常是由药材饮片直接粉碎制成的，因此，分析特点可以参照药材饮片。此外，对于添加磷酸钙、淀粉、糊精、蔗糖、乳糖、葡萄糖等稀释剂或赋形剂的散剂，应注意所加辅料对分析结果的影响，应在制备样品时，尽量除去所添加辅料。

（5）栓剂

①一般要求：应检查性状、重量差异、融变时限、微生物限度。

②分析特点：在栓剂的质量分析过程中除了中药成分复杂性的影响外，基质的存在给栓剂的分析带来一定困难，在分析前，应采取适当方法将基质除去。

（6）滴丸剂

①一般要求：应检查性状、重量差异或装量差异、溶散时限、微生物限度。

②分析特点：基质的存在对滴丸的分析影响较大，在分析前，必须先将其与待测成分分离，方法与栓剂基本一样。必要时，可使用柱色谱等分离方法进行多步骤的纯化处理。此外，应注意薄膜衣丸需压破包衣。

3. 溶散时限、崩解时限、融变时限的区别与适用对象　溶散时限是对丸剂特有的检查项目，除另有规定外，滴丸剂在应30分钟内全部溶散，小蜜丸、水蜜丸、水丸和包衣滴丸应在1小时内全部溶散；浓缩丸和糊丸应在2小时内溶散；微丸的溶散时限按所属丸剂类型判定。大蜜丸不做溶散时限检查。

崩解时限是指固体制剂在规定的介质中，以规定的方法进行检查全部崩解溶散或成碎粒并通过筛网所需的时间，是片剂、胶囊和滴丸制剂的重要控制指标。含片、滴丸剂、胶囊剂照《中国药典》崩解时限检查法检查。

融变时限系用于检查制剂在体温（37℃±0.5℃）下软化、熔化或溶解的时间，适用于栓剂和阴道片。

4. 各种固体制剂中含水量的不同要求 蜜丸和浓缩蜜丸中含水分不得超过15.0%；水蜜丸和浓缩水蜜丸不得超过 12.0%；水丸、糊丸和浓缩水丸不得超过9.0%；蜡丸不检查水分；中药颗粒剂的含水量不得超过 8.0%；中药散剂的含水量不得过 9.0%。

五、外用膏剂的质量分析

1. 外用膏剂的分类 外用软膏剂主要包括软膏剂、乳膏剂、膏药和贴膏剂。

软膏剂是指原料药物与油脂性或水溶性基质混合制成的均匀半固体外用剂型，因原料药物在基质中分散状态不同，分为溶液型软膏剂和混悬型软膏剂；乳膏剂系指原料药物溶解或分散于乳状液型基质中形成的均匀半固体制剂，由于基质不同，可分为水包油型乳膏剂和油包水型乳膏剂；膏药是指饮片、食用植物油与红丹（铁丹）或管粉（铅粉）炼制成膏料，摊涂于裱褙材料上制成的供皮肤贴敷的外用制剂；贴膏剂系指将原料药物与适宜的基质制成的膏状物，涂布于背衬材料上供皮肤贴敷，可产生全身性或局部作用的一种薄片状制剂。

2. 软膏剂、乳膏剂、膏药、贴膏剂的质量分析的一般要求和特点

（1）软膏剂与乳膏剂

①一般要求：应检查外观、酸碱度、细腻度、装量、粒度、无菌、微生物限度。

②分析特点：软膏剂与乳膏剂进行定性鉴别及含量测定时，应注意基质对鉴别产生的影响。对乳膏剂，可采用加热、加电解质、加相反类型乳化剂等方法使乳剂破裂，再使用适当的溶剂将药物提取出来后，进行定性、定量分析。

（2）膏药

①一般要求：应检查性状、软化点、重量差异。

②分析特点：膏药制备时，处方中一部分粗料药，在下丹成膏前与植物油一起"熬枯去渣"，还有一部分细料药的细粉是在下丹成膏后，再向膏中兑入，混匀。细料大多为主要药物，是质量分析的主要对象。膏药的质量分析主要是设法排除基质的干扰，可利用膏药基质易溶于氯仿的特点将基质除去，再进行质量分析。细料药物中所含不溶于氯仿的成分，也可用适当的理化方法从残渣中检出，作为定性鉴别依据。

（3）贴膏剂

①一般要求：应检查外观、含膏量、耐热性、赋形性、黏附力、含量均匀度、微生物限度。

②分析特点：橡胶贴膏制剂的组成比较复杂，主药含量又少，定性或含量测定中要

注意被测成分与基质的分离，以免影响测定结果。凝胶贴膏的基质为亲水性基质，因此，可用极性溶剂先将基质和药物与盖衬分离，再进行净化，若测定的成分为非极性物质，可用非极性溶剂提取，也可用回流提取法或色谱法进行净化分离。

六、中药注射剂的质量分析

1. 中药注射剂的一般要求　应进行性状检查、装量或装量差异检查、渗透压摩尔浓度检查、可见异物检查、不溶性微粒检查、无菌检查、pH 值检查、炽灼残渣检查、色泽检查、水分检查、重金属及有害元素残留量检查。

2. 中药注射剂的有关物质检查　注射剂有关物质系指中药材经提取、纯化制成注射剂后，残留在注射剂中可能含有并需要控制的物质。一般包括蛋白质、鞣质、树脂，静脉注射液还应检查草酸盐、钾离子等。

3. 中药注射剂的安全性检查　包括热原或细菌内毒素检查、异常毒性检查、降压物质和组胺类物质检查、过敏反应检查、溶血与凝聚检查、刺激性物质检查。

4. 中药注射剂质量分析的特点、含量测定结果的表示

①分析特点：中药注射剂相对于其他剂型，制备时已进行了提取、净化，杂质相对较少，有效物质相对含量较高，多可直接分析或适当稀释后分析。但当药味较多，组成复杂，直接进样分析干扰较大时也需进行一定的净化，可根据被测组分的性质，采用液 - 液萃取、色谱等方法分离、纯化。若为注射用无菌粉末，相对更纯净，一般可直接将样品用适宜的溶剂溶解后进行分析。

②含量测定结果的表示方法

A. 从总固体量表示。

B. 以有效成分制成的注射剂，主药成分含量应不少于 90%。多成分制成的注射剂，结构明确成分的含量因品种而异；所测各类成分之和应尽可能大于总固体的 80%。以有效部位为组分配制的注射剂，所测定有效部位的含量应不少于总固体量的 70%（静脉用药不少于 80%）。

C. 以净药材为组分配制的注射剂应研究测定有效成分、指标成分或总类成分，所测定成分的总含量应不低于总固体量的 20%（静脉用药不少于 25%）。

D. 以有效成分或有效部位为组分的注射剂，含量以标示量的上下限范围表示；以药材为组分的注射剂含量以限量表示。

E. 含有毒性药味时，必须制订有毒成分的限度范围。

F. 对含量测定方法的研究除理化方法外，也可采用生物测定法或其他方法。

G. 组分中含有化学药品的，应单独测定化学药品的含量，从总固体内扣除，不计算在含量测定的比例数内。

H. 组分中的净药材及相应的半成品，其含测定成分量应控制在一定范围内，使与成品的含量测定相适应，用数据列出三者关系，必要时三者均应作为质量标准项目，以保证处方的准确性及成品的质量稳定。

I. 含量限（幅）度指标，应根据实测数据（临床用样品至少测定 3 批有 6 个数据；生产用样品至少测定 10 批有 20 个数据）制定，一般应在实测值 ±20% 以内。

七、其他中药制剂的分析

1. 硬胶囊剂和软胶囊剂质量分析的一般要求和特点

（1）硬胶囊剂

①一般要求：应检查性状、水分、装量差异、崩解时限、微生物限度。

②分析特点：应根据胶囊剂处方分析及所含药物成分的理化性质，选定被分析成分和能采用的分析方法。注意在剂型分析时，应将药物从胶囊中全部取出。可以参考浸膏剂和散剂的特点，设计分离和排除干扰的方法。

（2）软胶囊剂

①一般要求：应检查性状、装量差异、崩解时限、微生物限度。

②分析特点：由于软胶囊剂内容物多为挥发油或油类物质，因此有些需做折光率或旋光度的测定，含量测定可采用气相色谱法、液相色谱法等。处理样品时最大干扰是基质，可根据被分析成分的性质，采用不同的溶剂进行提取。

2. 胶剂质量分析的一般要求和特点，阿胶的质量分析内容

（1）一般要求：应检查性状、水分、微生物限度。

（2）分析特点：目前胶剂的质量评价主要围绕其中的蛋白质、氨基酸类成分，辅以水分、总灰分、重金属、砷盐、挥发性碱性物质等一般杂质或特殊杂质检查。在定性定量分析时，应尽量结合胶剂中特有成分进行分析。

（3）阿胶的质量分析内容：应检查外观、水分、重金属及有害元素、水不溶物、含量。

3. 凝胶剂质量分析的一般要求和特点

（1）一般要求：应检查性状、粒度、无菌。

（2）分析特点：凝胶剂基质的性质与栓剂、软（乳）膏剂等外用剂型相似，因此可以参考这些剂型的分析方法。

4. 气雾剂与喷雾剂质量分析的一般要求和特点

（1）一般要求

①破损与漏气检查。

②非定量阀门气雾剂应做喷射速率和喷出总量检查。凡进行每揿主药含量检查的气雾剂，不再进行每揿喷量检查。

③定量阀门气雾剂应做每瓶总揿次、每揿喷量或每揿主药含量检查。吸入用混悬型气雾剂和喷雾剂应做粒度检查。

④喷雾剂应做喷射试验和装量检查。

（2）分析特点：气雾剂的给药是通过手揿压并借助抛射剂实现的，因此在质量分析时需注意将其中抛射剂排除后进行。

习　题

一、单项选择题

1. 酒剂和酊剂中含甲醇量不得超过（　　）
   A. 0.02%
   B. 0.03%
   C. 0.04%
   D. 0.05%

2. 贮藏期间久置允许有少量摇之易散的沉淀的剂型有（　　）
   A. 合剂、口服液、酒剂、酊剂
   B. 合剂、口服液、注射剂、酊剂
   C. 合剂、口服液、酒剂、滴眼剂
   D. 合剂、口服液、酒剂、注射剂

3. 合剂与口服液常用的净化前处理方法是（　　）
   A. 蒸馏法
   B. 沉淀法
   C. 液 - 液萃取
   D. 液 - 固萃取

4. 需要进行融变时限检查的剂型是（　　）
   A. 栓剂
   B. 颗粒剂
   C. 丸剂
   D. 软膏剂

5. 需要进行溶散时限检查的剂型是（　　）
   A. 栓剂
   B. 颗粒剂
   C. 丸剂
   D. 软膏剂

6. 需要进行溶化性检查的剂型是（　　）
   A. 栓剂
   B. 颗粒剂
   C. 丸剂
   D. 软膏剂

7. 在泡腾颗粒检查溶化性时，需要的水温为（　　）
   A. 10～15℃
   B. 15～25℃
   C. 25～30℃
   D. 70～80℃

8. 中药注射剂的 pH 值一般应在（　　）
   A. 2.0～3.5
   B. 3.0～7.5
   C. 4.0～9.0
   D. 5.0～10.0

9. 软胶囊剂进行装量差异检查时，常用来清洗囊壳的溶剂是（　　）
   A. 甲醇
   B. 乙醇
   C. 水
   D. 乙醚

10. 现行版《中国药典》采用气相色谱法进行甲醇量和乙醇量检查时，常用的内标物质是（　　）
   A. 正丙醇
   B. 异丙醇
   C. 正丁醇
   D. 仲丁醇

11. 由于煎膏剂较黏稠，在测定相对密度时，稀释需要用几倍量水（　　）

    A. 1 倍　　　　　　　　B. 2 倍　　　　　　　　C. 3 倍　　　　　　　　D. 4 倍

12. 为了消除基质对膏药质量分析时的影响，常用的去除基质的溶剂是（　　）

    A. 甲醇　　　　　　　　　　　　　　　B. 乙醇

    C. 氯仿　　　　　　　　　　　　　　　D. 水

13. 现行版《中国药典》中，阿胶的鉴别方法是（　　）

    A. 薄层鉴别法　　　　　　　　　　　　B. 一般化学反应法

    C. 高效液相色谱 – 质谱法　　　　　　　D. 显微鉴别法

14. 现行版《中国药典》中，规定阿胶的水分不得超过（　　）

    A. 9.0%　　　　　　　　　　　　　　　B. 10.0%

    C. 12.0%　　　　　　　　　　　　　　 D. 15.0%

15. 现行版《中国药典》中，规定硬胶囊剂的水分一般不得超过（　　）

    A. 9.0%　　　　　　　　　　　　　　　B. 10.0%

    C. 12.0%　　　　　　　　　　　　　　 D. 15.0%

16. 现行版《中国药典》中，要求硬胶囊剂的装量差异检查一般取样（　　）

    A. 8 粒　　　　　　　　　　　　　　　B. 10 粒

    C. 12 粒　　　　　　　　　　　　　　 D. 15 粒

17. 现行版《中国药典》中，要求口服液的装量检查一般取样（　　）

    A. 2 支　　　　　　　　　　　　　　　B. 5 支

    C. 8 支　　　　　　　　　　　　　　　D. 10 支

18. 需要按照崩解时限检查法中的肠溶衣片检查法检查的丸剂是（　　）

    A. 蜜丸　　　　　　　　　　　　　　　B. 糊丸

    C. 蜡丸　　　　　　　　　　　　　　　D. 浓缩丸

19. 需要进行相对密度检查的剂型是（　　）

    A. 注射剂　　　　　　　　　　　　　　B. 滴眼剂

    C. 口服液　　　　　　　　　　　　　　D. 酒剂

20. 需要进行总固体量检查的剂型是（　　）

    A. 糖浆剂　　　　　　　　　　　　　　B. 酒剂

    C. 酊剂　　　　　　　　　　　　　　　D. 口服液

21. 应制定 pH 值检查项目的是（　　）

    A. 酒剂　　　　　　　　　　　　　　　B. 酊剂

    C. 气雾剂　　　　　　　　　　　　　　D. 合剂

22. 在含糖或蜂蜜的酒剂总固体检查中，加入的固体稀释剂是（　　）

    A. 硅胶　　　　　　　　　　　　　　　B. 氧化铝

    C. 大孔树脂　　　　　　　　　　　　　D. 硅藻土

23. 泡腾片进行发泡量检查时，所用水的温度是（　　）

A. 25℃   B. 37℃   C. 60℃   D. 80℃

24. 《中药饮片质量标准（试行）通则》规定，果实、种子、全草类饮片含杂质不得过（　　）

A. 1%   B. 5%   C. 0.5%   D. 3%

25. 中药注射剂含量限（幅）度指标应根据实测数据制定，一般应在实测值（　　）以内。

A. ±10%   B. ±20%   C. ±30%   D. ±5%

26. 一般 W/O 型乳剂基质的 pH 值要求不大于（　　）

A. 7.5   B. 8   C. 8.3   D. 8.5

27. 一般 O/W 型乳剂基质的 pH 值要求不大于（　　）

A. 7.5   B. 8   C. 8.3   D. 8.5

28. 橡胶膏剂特有的质量要求是（　　）

A. 外观   B. 黏着力试验

C. 含膏量   D. 耐热试验

29. 中药注射液鞣质检查方法为取中药注射液 1mL，加新鲜配成的何种溶液 5mL，放置 10 分钟，不得出现浑浊或沉淀（　　）

A. 含1%鸡蛋清的生理盐水   B. 硫代乙酰胺溶液

C. 四苯硼酸钠溶液   D. 鞣酸

30. 一般中药注射液树脂检查，可取注射液 5mL，加何种溶液 1 滴，放置 30 分钟，应无树脂状物析出（　　）

A. 30%磺基水杨酸   B. 硫代乙酰胺溶液

C. 盐酸   D. 氯化钙试液

二、多项选择题

1. 下列注射剂检查项目中属于安全性检查的项目有（　　）

A. 重金属检查   B. 热原检查

C. 刺激性检查   D. 溶血检查

E. 水分检查

2. 下列注射剂检查项目中属于一般要求检查的项目有（　　）

A. 装量差异   B. 无菌检查

C. 不溶性微粒检查   D. 鞣质检查

E. 砷盐检查

3. 下列注射剂检查项目中属于有关物质检查的项目有（　　）

A. 树脂检查   B. 蛋白质检查

C. 草酸盐检查   D. 鞣质检查

E. 不溶性微粒检查

4. 对于乳膏剂，为了将药物提取出来，常采用的破裂乳剂的方法有（　　）

    A. 振摇　　　　　　　　　　　　　B. 加热

    C. 加相反类型乳化剂　　　　　　　D. 加电解质

    E. 加硅藻土

5. 现行版《中国药典》中对阿胶进行质量评价的指标性成分是（　　）

    A. L-羟脯氨酸　　　　　　　　　　B. L-脯氨酸

    C. 丙氨酸　　　　　　　　　　　　D. 甘氨酸

    E. 明胶

6. 静脉注射液中，钾离子检查含量合格的有（　　）

    A. 0.2mg/mL　　　　　　　　　　B. 0.5mg/mL

    C. 1.1mg/mL　　　　　　　　　　D. 2.2mg/mL

    E. 3.0mg/mL

7. 散剂外观性状应当（　　）

    A. 干燥　　　　　　　　　　　　　B. 疏松

    C. 色泽一致　　　　　　　　　　　D. 混合均匀

    E. 颗粒均匀

8. 属于橡胶贴膏质量检查的是（　　）

    A. 耐热性　　　　　　　　　　　　B. 赋形性

    C. 黏附力　　　　　　　　　　　　D. 含膏量

    E. 胶布厚度

9. 以下水分含量符合现行版《中国药典》颗粒剂要求的有（　　）

    A. 6.2%　　　　　　　　　　　　　B. 7.6%

    C. 8.9%　　　　　　　　　　　　　D. 10.4%

    E. 9.0%

10. 滴丸的性状要求有（　　）

    A. 圆整均匀　　　　　　　　　　　B. 色泽一致

    C. 表面的冷凝液应除去　　　　　　D. 无粘连现象

    E. 不超过 0.5mm

11. 在贮存期间，允许出现少量轻摇易散的沉淀的剂型有（　　）

    A. 注射剂　　　　　　　　　　　　B. 口服液

    C. 酒剂　　　　　　　　　　　　　D. 酊剂

    E. 滴眼剂

12. 进行过哪项检查的片剂，不需要再进行崩解时限检查（　　）

    A. 溶出度　　　　　　　　　　　　B. 释放度

    C. 分散均匀性　　　　　　　　　　D. 不溶物

    E. 装置

13. 对中药饮片的质量分析内容包括（　　）
    A. 形、色、气、味　　　　　　　　B. 有效成分
    C. 残留量　　　　　　　　　　　　D. 毒性成分
    E. 片形均匀度

14. 中药提取物质量分析的一般要求包括（　　）
    A. 性状　　　　　　　　　　　　　B. 相对密度与折光率
    C. 干燥失重与水分　　　　　　　　D. 树脂残留物与溶剂残留物
    E. 农药残留量

15. 合剂的相对密度检查法有（　　）
    A. 比重瓶法　　　　　　　　　　　B. 比重计法
    C. 韦氏比重秤法　　　　　　　　　D. 减重法
    E. 蒸馏法

16. 需进行溶散时限检查的剂型有（　　）
    A. 蜜丸　　　　　　　　　　　　　B. 水丸
    C. 片剂　　　　　　　　　　　　　D. 滴丸
    E. 水蜜丸

三、填空题

1. 煎膏剂由于黏度太大，在质量分析时可加入一些惰性材料，如_____、_____等，低温烘干后再提取净化。

2. 凡检查溶出度的制剂，不再进行_____的检查。

3. 凡检查含量均匀度的制剂，不再检查_____。

4. 同一品种注射剂的 pH 值允许误差范围不超过_____。

5. 注射剂按每日最大使用量计算，有害元素中铅不得超过_____μg，镉不得超过_____μg，砷不得超过_____μg，汞不得超过_____μg，铜不得超过_____μg。

6. 酒剂质量分析时，萃取法除杂前处理的第一步骤是_____。

7. 丸剂中不需要检查水分的是_____。

8. 阿胶质量评价中，一般杂质或特殊杂质检查主要包括_____、_____、_____、_____、_____等。

9. 在进行装量的相关检查时，单剂量灌装的糖浆剂应进行_____检查，多剂量灌装的糖浆剂应进行_____检查。

10. 脂肪性基质栓剂和水溶性基质栓剂的融变时限分别为_____和_____。

11. 现行版《中国药典》规定，与规定标准色比较，注射剂色差应不超过_____。

12. 注射剂可见异物检查有_____法和_____法。

13. 现行版《中国药典》规定，散剂通过_____筛的粉末重量，不得少于_____。

14. 合剂与糖浆剂中如果加入抑菌剂，山梨酸和苯甲酸的用量不得超过_____，羟苯酯类的用量不得超过_____。

15. 泡腾片的发泡量检查中，平均发泡体积应不少于_____，且少于_____的不得超过 2 片。

16. 现行版《中国药典》规定，按照双筛法测定，颗粒剂不能通过一号筛与能通过五号筛的颗粒与粉末总和不得超过_____。

17. 饮片的_____及_____是判断中药饮片真伪的重要依据。

18. 中药提取物按形态可分为_____、_____、_____等；按提取分离程度可分为_____、_____、_____。

19. 中药提取物质量分析的一般要求包括_____、_____、_____、_____、_____、_____、_____等。

20. 气雾剂需注意将_____排除后在再进行质量分析。

21. 合剂的_____及酒剂的_____往往与溶液中含有可溶性物质的总量有关，这些指标在一定程度上可以反映其内在含量。

22. 以有效成分制成的注射剂，主药成分含量应不少于_____。

23. 合剂常用的净化方法有_____及_____。

24. 半固体中药制剂较为黏稠，分析时常采用_____或_____稀释后，再进行纯化或检测。

25. 凝胶贴膏的基质为亲水性基质，可用_____将基质和药物先与盖衬分离，再进行净化。

四、名词解释

1. 含量均匀度
2. 溶出度
3. 片剂硬度
4. 注射剂可见异物
5. 中药饮片
6. 植物油脂和提取物

五、简答题

1. 简述硬胶囊剂与软胶囊剂装量差异检查的操作过程。
2. 简述喷雾剂和气雾剂的一般检查项目。
3. 简述中药注射剂一般要求的检查项目。
4. 简述中药注射剂有关物质的检查项目。

5. 简述中药注射剂安全性检查的项目。

6. 简述蜜丸前处理的方法。

7. 简述煎膏剂需要进行不溶物检查的原因及检查方法。

8. 简述栓剂去除基质的方法。

9. 简述酒剂的一般分析程序。

10. 简述片剂的质量分析特点。

11. 简述酒剂、酊剂均要规定检查乙醇含量的原因。

12. 简述酒剂总固体检查方法。

六、论述题

1. 论述软膏剂与乳膏剂质量分析前处理中采用的滤除基质测定法和灼烧法的操作方法。

2. 论述口服液与酒剂质量分析的异同点。

3. 论述散剂与颗粒剂质量分析的异同点。

4. 论述酒剂总固体含量两种测定方法和应用范围。

5. 试述中药注射剂检查的目的和意义。

6. 试述溶散时限、崩解时限、融变时限的区别与适用对象。

7. 试述《中药注射剂研制指导原则》规定中药注射剂含量测定的处理原则。

参考答案

一、单项选择题

1. D　2. A　3. C　4. A　5. C　6. B　7. B　8. C　9. D　10. A
11. B　12. C　13. C　14. D　15. A　16. B　17. B　18. C　19. C　20. B
21. D　22. D　23. B　24. D　25. B　26. D　27. C　28. D　29. A　30. C

二、多项选择题

1. BCD　2. ABC　3. ABCD　4. BCD　5. ABCD　6. AB　7. ABCD　8. ACD
9. AB　10. ABCD　11. BCD　12. ABC　13. ABCD　14. ABCD　15. AC
16. ABD

三、填空题

1. 硅藻土；纤维素

2. 崩解时限

3. 装量差异

4. 2.0

5. 12；3；6；2；150

6. 蒸去乙醇

7. 蜡丸

8. 水分；总灰分；重金属；砷盐；挥发性碱性物质

9. 装量差异；最低装量

10. 30 分钟；60 分钟

11. 规定色号 ±1 个色号

12. 灯检；光散射

13. 六；95%

14. 0.3%；0.05%

15. 6mL；4mL

16. 15%

17. 性状；粉末显微特征

18. 液体；半固体；固体；全成分提取物；有效部位；单体化合物

19. 性状；相对密度与折光率；干燥失重与水分含量；乙醇量；炽灼残渣；重金属及有害元素；树脂残留物及溶剂残留物

20. 抛射剂

21. 相对密度；总固体

22. 90%

23. 液 – 液萃取法；柱色谱法

24. 水；稀醇

25. 极性溶剂

四、名词解释

1. 含量均匀度是指小剂量片剂、膜剂、胶囊剂或注射用灭菌制剂中的单剂含量偏离标示量的程度。

2. 溶出度是指在规定的介质和条件下，药物从片剂、胶囊剂或颗粒剂等普通制剂中溶出的速度和程度。

3. 片剂硬度是指将药片立于两个压板之间，沿片剂直径方向徐徐加压，直到破碎，测定使片剂破碎所用的压力。

4. 注射剂可见异物是指在规定条件下，目视可以观测到的任何不溶性物质，其粒径或长度通常大于 $50\mu m$。

5. 中药饮片是药材经过炮制后可直接用于中医临床或制剂生产使用的处方药品。

6. 植物油脂和提取物是指从植物、动物中制得的挥发油、油脂、有效部位和有效成分。

五、简答题

1. 硬胶囊剂：取供试品 10 粒，分别精密称定重量，倾出内容物（不得损失囊壳），囊壳用小刷或其他适宜的用具拭净，置通风处使溶剂挥尽，再分别精密称定囊壳重量，求出每粒内容物的装量与平均装量。

软胶囊剂：取供试品 10 粒，分别精密称定重量，倾出内容物（不得损失囊壳），囊壳用乙醚等易挥发性溶剂洗净，再分别精密称定囊壳重量，求出每粒内容物的装量与平均装量。

2. 喷雾剂：应检查喷射试验和装量。

气雾剂：应进行破损与漏气检查。非定量阀门气雾剂应进行喷射速率、喷出总量检查。定量阀门气雾剂应进行每瓶总揿次、每揿喷量、每揿主药含量检查。

3. 中药注射性一般检查项目有性状、装量或装量差异检查、渗透压摩尔浓度检查、可见异物检查、不溶性微粒检查、无菌检查、pH 检查、炽灼残渣检查、色泽检查、水分检查、重金属及有害元素残留量检查。

4. 中药注射剂有关物质检查项目有蛋白质检查、鞣质检查、树脂检查、草酸盐检查、钾离子检查。

5. 中药注射剂安全性检查项目有热原或细菌内毒素检查、异常毒性检查、降压物质和组胺类物质检查、过敏反应检查、溶血与凝集检查、刺激性物质检查。

6. 置研钵中，加入一定量硅藻土研磨，直至蜜丸均匀分散后再用溶剂提取；也可将蜜丸加适量水或醇使之溶散，然后加入适量硅藻土搅匀后用溶剂提取（或干燥后再用溶剂提取）。硅藻土用量大约为 1∶0.5 ~ 2（g/g）。

7. 煎膏剂在制备过程中容易产生焦屑等异物，应对其进行不溶物检查。一般取供试品 5g，加热水 200mL，搅拌使溶化，放置 3 分钟后观察，不得有焦屑等异物（微量细小纤维、颗粒不在此限）。含药材细粉的煎膏剂，应在未加入细粉前检查，符合规定后方可加入细粉，加入药粉后不再检查不溶物。

8. 栓剂中常用的基质分为两类，即油脂性基质和亲水性基质。在去除基质时要了解栓剂中所含基质的性质，再设计分离方法，常见的去除基质的方法有：①栓剂与硅藻土拌匀，用回流提取器提取，基质为亲水性，待测成分为脂溶性的，一般用有机溶剂提取；待测成分为极性大，基质为油脂性的，一般用水或稀醇提取。②对基质为油脂性的栓剂，也可将栓剂切成小块，加适量水，置于温水浴上融化，搅拌一定时间，置冰浴中使凝固，滤过，如此反复数次，合并水溶液，可将水溶性成分提出，也可将栓剂溶解后，置分液漏斗中用酸或碱性溶剂提取，以除去基质的干扰。③对于具有一定酸碱性的成分也可以使用酸碱萃取法将待测成分从基质中提取分离出来。④对待测成分溶出较好的栓剂，也可将其直接在一定温度（一般 80℃ 或 90℃）的水浴中加热融化后，趁热加入合适的溶剂充分振摇提取，放冷，滤过，也可重复多次使提取完成。

9. 酒剂中含醇量较高，药材中的蛋白质、黏液质、树胶、糖类等成分不易溶出，杂质相对少，澄明度好，但由于含有乙醇，在用液－液萃取提取成分或除杂时，应先蒸去乙醇再用溶剂提取。当被测成分为生物碱时，可碱化后用有机溶剂萃取；当被测成分为酸性成分时，可用酸化的有机溶剂进行提取。也可用微柱色谱法进行净化。

10. 片剂中常含有赋形剂如淀粉、糊精、糖粉等，有的还含有药材细粉。以上这些赋形剂大多都是水溶性的，当用有机溶剂提取时，往往可除去它们的干扰。提取方法可用冷浸法、回流法、超声波振荡提取法等，提取液再用液－液萃取或柱色谱法等方法分离净化。

11. 由于不同浓度的乙醇对药材中各种化学成分的溶解能力不同，制剂中乙醇含量的高低对制剂中有效成分的含量、所含杂质的类型和数量，以及制剂的稳定性等都有影响，所以酒剂、酊剂均要按规定检查乙醇含量。

12. 酒剂总固体检查有两种方法。第一法适用于测定含糖、蜂蜜的酒剂，需要加入硅藻土作为固体分散剂。第二法适用于测定不含糖、蜂蜜的酒剂。

六、论述题

1. 滤除基质测定法：称取一定量软膏，加入适当溶剂，加热使软膏液化，再放冷，待基质凝固后，将基质与上清液分开，如此重复多次，合并滤液后测定。

灼烧法：如软膏中被测成分为无机物，将样品灼烧，使基质分解除尽，然后对灼烧后的无机化合物进行测定。

2. 口服液与酒剂都属液体制剂，但二者的溶媒不一样，前者多用水为溶媒，所以在样品的提取分离、净化时可直接选用合适的有机溶剂进行液－液萃取，或用柱色谱法进行分离净化。酒剂中含有不同浓度的乙醇，不能直接用有机溶剂提取分离，要先将酒剂挥去乙醇，加入适量的水，再用合适的有机溶剂提取分离。检识方法二者相同，均可用各种理化鉴别法和其他分析方法。

3. 散剂和颗粒剂都是固体制剂，前者是由药材粉末组成，后者是由药材提取物与赋形剂组成，二者的提取方法和分析方法都不同。散剂由于是含有中药的原生药粉，有些成分仍保留在组织细胞中，在提取时可采用常用的提取方法和溶剂，并可用显微鉴别法进行定性鉴别；颗粒剂在制备时加入了糖粉、糊精等赋形剂，在提取时要注意溶剂的渗透性，当用有机溶剂提取时，易形成块状板结物，包裹和吸附被测成分，从而影响提取效率，因此，所用溶剂要经过优选才能确定，定性鉴别方法多用理化鉴别法。

4. 含糖、蜂蜜的酒剂照第一法检查，不含糖、蜂蜜的酒剂照第二法检查，应符合规定。

第一法：精密量取供试品上清液 50mL，置蒸发皿中，水浴上蒸至稠膏状，除另有规定外，加无水乙醇搅拌提取 4 次，每次 10mL，滤过，合并滤液，置已干燥至恒重的蒸发皿中，蒸至近干，精密加入硅藻土 1g（经 105℃干燥 3 小时，移置干燥器中，冷却30 分钟），搅匀，在 105℃干燥 3 小时，移置干燥器中，冷却 30 分钟，迅速精密称定重量，扣除加入的硅藻土量，遗留残渣应符合各品种项下的有关规定。

第二法：精密量取供试品上清液 50mL，置已干燥至恒重的蒸发皿中，水浴上蒸干，在 105℃干燥 3 小时，移置干燥器中，冷却 30 分钟，迅速精密称定重量，遗留残渣应符合各品种项下的有关规定。

5. 中药注射剂由于其给药途径的特殊性，因而对其质量要求也特别严格，除应符合注射剂的一般质量要求外，为保证其安全性和有效性，还应进行安全性检查和特殊性检查。注射剂的安全性检查包括热原检查、刺激性检查（肌肉刺激性试验、血管刺激性试验）、过敏反应（全身主动性过敏试验、被动皮肤过敏试验及根据药物的作用特点选择其他过敏反应的试验）、溶血试验、异常毒性；此外注射剂还需进行特殊要求检查，如 pH 值检查、蛋白质检查、鞣质检查、重金属检查、砷盐检查、草酸盐检查、钾离子检查、树脂检查、炽灼残渣、色泽、水分等。中药注射剂的 pH 值过高或过低，给药后会引起疼痛，甚至组织坏死；用于静脉注射的中药注射剂，若药液中的钾离子过高，会造成电解质平衡失调；注射剂中含有鞣质，注射后会引起疼痛，甚至组织坏死。所以为了中药注射剂的使用安全，更好的控制其质量，应对其进行严格的检查，以保证临床用药的安全有效。

6. 溶散时限是对丸剂特有的检查项目，除另有规定外，滴丸剂在 30 分钟内全部溶散，小蜜丸、水蜜丸、水丸和包衣滴丸应在 1 小时内全部溶散；浓缩丸和糊丸应在 2 小时内溶散；微丸的溶散时限按所属丸剂类型判定。大蜜丸不做溶散时限检查。

崩解时限是指固体制剂在规定的介质中，以规定的方法使其全部崩解溶散或成碎粒并通过筛网所需时间的限度，是片剂、胶囊和滴丸制剂的重要控制指标。含片及滴丸剂、胶囊剂照《中国药典》崩解时限检查法检查。

融变时限系用于检查制剂在体温（37℃±0.5℃）下软化、熔化或溶解的时间，适用于栓剂和阴道片。

7. ①测定总固体量。②以有效成分制成的注射剂，主药成分含量应不少于 90%。多成分制成的注射剂结构明确成分的含量因品种而异；所测各类成分之和应尽可能大于总固体的 80%。③以有效部位为组分配制的注射剂，所测定有效部位的含量应不少于总固体量的 70%（静脉用药不少于 80%）。④以净药材为组分配制的注射剂应研究测定有效成分、指标成分或总类成分，所测定成分的总含量应不低于总固体量的 20%（静脉用药不少于 25%）。⑤以有效成分或有效部位为组分的注射剂含量均以标示量的上下限范围表示；以药材为组分的注射剂含量以限量表示。⑥含有毒性药味时，必须制订有毒成分的限度范围。⑦对含量测定方法的研究除理化方法外，也可采用生物测定法或其他方法。⑧组分中含有化学药品的，应单独测定化学药品的含量，由总固体内扣除，不计算在含量测定的比例数内。⑨组分中的净药材及相应的半成品，其含待测成分量应控制在一定范围内，使与成品的含量测定相适应，用数据列出三者关系，必要时三者均应作为质量标准项目，以保证处方的准确性及成品质量的稳定。⑩含量限（幅）度指标，应根据实测数据（临床用样品至少测定 3 批有 6 个数据；生产用样品至少测定 10 批有 20 个数据）制定，一般应在实测值 ±20% 以内。

第九章 生物样品内中药成分分析 ▷▷▷▷

重点总结

一、概述

1. 生物样品内中药成分分析的意义和任务

（1）生物样品内中药成分分析的意义：中药成分在生物体内的过程一般可分为吸收、分布、代谢、排泄。中药成分在生物体内的某些代谢产物常具有一定的生理活性，它们在生物体内的变化规律对原型药物的药理及毒理学评价极为重要。中药成分在机体内代谢过程的各种信息及药代动力学参数有助于对中药生产、实验研究、临床等做出估计和评价。

（2）生物样品内中药成分分析的任务：①分析方法学的研究：生物样品内中药成分研究对分析方法的灵敏度、专属性和可靠性要求较高。②生物样品内中药成分研究：由于生物样品内成分非常复杂，单凭一种分析方法有时难以完成分析任务，常需结合联用分析技术进行研究。③生物样品内内源性物质的测定和研究：生物样品内的内源性物质包括氨基酸、激素、肌酐、儿茶酚酸、过氧化脂质、尿酸、草酸等。

2. 生物样品内中药成分分析的对象与特点

（1）生物样品内中药成分分析的对象：生物样品内中药成分分析的样本有血液、尿液、唾液、胆汁、淋巴液、泪液、脊髓液、汗液、乳汁、羊水、粪便、各种器官、组织以及呼出的气体等。体液、器官、组织、排泄物等都是生物样品内中药成分分析的对象。

（2）生物样品内中药成分分析的特点：①干扰物质多。②生物样品量少。③分析方法要求高。

二、中药成分在生物样品内的存在状态与生物转化

1. 中药成分在生物样品内的存在状态

（1）中药成分与血浆蛋白的结合：中药成分与血浆蛋白的结合过程是可逆、非特异性的。有机酸类成分通常与白蛋白结合，有机碱类亲脂性成分多与 α_1 – 酸性糖蛋白和脂蛋白结合。

（2）竞争血浆蛋白的中药成分间的相互作用：因为药物成分与血浆蛋白的结合是

非特异性的，所以理化性质相似的母体成分或其代谢物有可能会竞争相同的结合位点，将其他药物置换出来。

2. 中药成分代谢特点

（1）基本特点：中药药物代谢的主要部位为肝脏和肠道，其他还包括肾、脾、肺、血浆、皮肤、肾等器官。①大部分中药为水煎剂，其中含有大量极性糖苷类化合物，肠内细菌首先将其水解成苷元。②肠道中肠内细菌产生的氨、脂肪酸等可以与一些中药成分或其代谢中间体反应，形成一些特殊的转化产物。③与肝脏 P450 酶的单加氧化酶的氧化反应不同，中药成分，尤其是黄酮类成分被肠内细菌氧化时表现为骨架的开环反应。④虽然肝脏代谢中还原反应较少，但肠内菌群对中药成分表现出大量的还原反应，尤其是双键、羰基的还原、脱羟基反应、硝基及亚硝基的还原反应等。⑤肠内菌群对中药成分的生物转化反应具有高度选择性，尤其是立体选择性，还可进行一般化学方法难以实现的反应。⑥很多中药成分在体内要先后经过肠内菌群、肝脏的生物转化后才形成最终的代谢产物。

（2）肝脏对中药成分的生物转化：①氧化反应：是中药成分在肝脏中最常见、最重要的反应，大部分氧化反应是由肝脏微粒体中存在的单加氧酶系的细胞色素 P450 催化。②还原反应：能够进行还原反应的官能团有环氧化物、过氧化物、N－和 S－氧化物、羰基（醛、酮）、烯基、二硫化物、C－卤素等。③水解反应：酯酶和酰胺酶分别催化水解外源性和内源性的酯酶和酰胺类化合物。④结合反应：是具有羟基、羧基、氨基等官能团的药物与作为生物体成分的糖、硫酸盐、氨基酸等结合。

（3）肠内细菌对中药成分的生物转化：①水解反应：水解是肠内进行的主要生物转化反应，是由肠菌分泌的 β－葡萄糖苷酶、β－鼠李糖苷酶、β－葡萄糖醛酸苷酶和硫酸酯酶等催化完成的。②还原反应：肠内细菌含有丰富的硝基还原酶和亚硝基还原酶。③氧化反应。④异构化反应。⑤含氧化合物向含氮化合物的转化。⑥脱酰基化（酯解）作用。⑦酯化作用。⑧碳苷的水解。

三、生物样品的制备

1. 常用生物样品的采集与制备　常用的生物样品有血液（血清、血浆、全血）、尿液、唾液及胆汁。

（1）血样：血液样品包括血浆、血清、全血。①血样的采集：一般每次采血 1～5mL，不宜超过实验动物全血量的 1/10。②血样的制备：测定血中药物浓度的样品来源通常指血清或者血浆。血清和血浆的区别主要是血浆中多含有一种纤维蛋白原，而这种纤维蛋白原几乎不与药物结合，血清与血浆中的药物浓度是相同的。血浆制备常用的抗凝剂有肝素、EDTA、枸橼酸盐、氟化钠、草酸盐等。

（2）尿液：尿液主要成分是水、含氮化合物（其中大部分是尿素）及盐类，代谢组学的研究多以尿液为研究样品。

（3）唾液：一些药物的唾液药物浓度与血浆游离药物浓度密切相关，可用测定唾液药物浓度代替血浆药物浓度监测，唾液样品也可用于药代动力学的研究。

（4）组织：常用的脏器组织有心、肝、肺、肾、脑、胃、肌肉等。体内各脏器组织样品在测定前，均需匀浆，制成均匀化的水性基质溶液，然后再用适当方法萃取药物。

2. 样品的预处理

（1）除去蛋白质：①加入与水相混溶的有机溶剂：常用的有机溶剂有乙腈、甲醇、乙醇、丙醇、丙酮及四氢呋喃等。②加入中性盐：常用的中性盐有饱和硫酸盐、硫酸钠、镁盐、磷酸盐及枸橼酸盐等。③加入强酸：常用的强酸有 10% 三氯醋酸、6% 高氯酸、硫酸 - 钨酸混合液及 5% 偏磷酸等。④加入含锌盐及铜盐的沉淀剂：常用的金属沉淀剂有 $CuSO_4 - Na_2WO_4$、$ZnSO_4 - NaOH$ 等。⑤超滤法：可分离 300~1000kD 的可溶性生物大分子物质。⑥酶水解法：在测定一些酸不稳定及与蛋白结合牢固的成分时，可用酶解法。最常用的酶是枯草菌溶素。⑦加热法：若待测成分对热稳定性较好，则可采用加热的方法使蛋白沉淀，而后离心除去。

（2）净化和富集：①液 - 液萃取法：使用液 - 液萃取法有时会发生乳化现象，通常提取前在水相中加入适量的 NaCl，可减轻乳化程度。②固相萃取法：将不同填料作为固定相装入微型小柱，当含有待测成分的生物样品溶液通过时，由于受到"吸附"或"分配"或"离子交换"或其他亲和力作用，待测成分或杂质被保留在固定相上，用适当溶剂洗出杂质，再用适当溶剂洗脱待测成分。一个固相萃取柱由柱管、筛板和固定相组成。最常见的固定相是键合的硅胶材料。SPE 基本步骤包括固定相活化、上样、淋洗和洗脱。③固相微萃取法。

（3）缀合物水解：中药中的待测成分或其代谢物与机体的内源性物质结合生成的产物称为缀合物。常用的缀合物水解方法有酸水解、酶水解和溶剂解。①酸水解：通常使用无机酸。②酶水解：对于与酸及受热不稳定的待测成分可以采用酶水解法。通常使用的酶是 β - 葡萄糖醛酸苷酶或芳基硫酸酯酶，分别水解待测成分的葡糖酸苷缀合物和硫酸酯缀合物。③溶剂解：缀合物（主要是硫酸酯）往往可随加入的萃取溶剂在萃取过程中发生分解，称为溶剂解。

四、生物样品内中药成分分析方法

1. 分析方法的设计与评价

（1）分析方法的设计依据：①文献总结。②待测药物的理化性质及在体内存在状况：中药成分的理化性质包括酸碱性、亲脂性、溶解度、极性、挥发性、紫外荧光光谱特性、稳定性等。③生物样品的类型。④待测中药成分的预期浓度范围。⑤分析测定的目的及要求。

（2）分析方法的选择：生物样品中待测物的预期浓度范围是决定生物样品检测方法的首要因素。

（3）分析方法的建立：①以纯品进行测定：确定最适测定浓度、灵敏度、最佳的分析检测条件。②空白溶剂实验：空白值的高低或色谱图反映的信息将影响方法的灵敏度和专属性。③空白生物基质实验：主要用来考察生物基质中内源性物质对待测成分的干扰。④模拟生物样品试验：主要用来考察生物基质中内源性物质以及可能共同使用的其他药物对测定的干扰程度。⑤实际生物样品的测定：考察代谢物对药物、内标物的干扰。

（4）分析方法的评价：分析方法验证包括精密度、准确度、灵敏度、专属性等考察。①特异性：指在生物样品中所含内源性和外源性物质及相应代谢物质同时存在时，所用的方法能准确测定待测物质的能力。②标准曲线与线性范围：标准曲线指生物样品中所测定药物的浓度与响应值（如 HPLC 峰面积或峰高）的相关性。标准曲线的最高与最低浓度的区间为线性范围。标准曲线的相关系数要求 $r \geq 0.99$（色谱法）或 $r \geq 0.98$（生物学方法）。③准确度：指用该方法测得的生物样品中待测药物的浓度与其真实浓度的接近程度。一般采用相对回收率或相对误差来表示。一般要求相对回收率在85%～115%范围内，在 LOQ 附近应在 80%～120% 范围内。④精密度：指每一次测定结果与多次测定的平均值的偏离程度。一般用标准偏差或相对标准偏差表示。⑤定量限与检测限：定量限指测定样品中符合准确度和精密度要求的最低药物浓度，通常以标准曲线上的最低浓度点表示。检测限是指试样中被测物能被检测出的最低浓度或量。⑥稳定性：生物样品的稳定性包括长期贮存、短期贮存、室温、冷冻、冻融条件下的稳定性，另外还包括标准贮备液以及样品处理后的溶液中待测成分的稳定性。⑦提取回收率：考察生物样品在制备过程中造成的待测成分的损失。⑧质量控制：质控样品指将一定量的待测药物加入空白生物基质中配制的模拟生物样品，用于分析全程的质量控制，包括分析方法的精密度、准确度、提取回收率及样品稳定性等测定与分析数据的质量控制。

2. 常用测定方法

（1）光谱法：操作简便、快速、对仪器要求不高，但检测灵敏度低、不具有分离功能、选择性差，对样品的预处理要求较高。

（2）免疫分析法：灵敏度高、专属性强、操作简便、快速。不仅可用于测定蛋白质、酶等大分子量物质，而且还广泛用于测定小分子量的药物。

（3）色谱法：分离分析能力，具有高的专属性和灵敏度，并能分离结构相似的药物和代谢物。

习 题

一、单项选择题

1. 不属于生物样品中内源性成分的是（　　）
   A. 多肽　　　　　　　　　　B. 脂肪酸
   C. 色素　　　　　　　　　　D. 抗生素

2. 生物样品内药物进行代谢的主要部位是（　　　）

   A. 肾　　　　　　　　　　　　　B. 肝

   C. 脾　　　　　　　　　　　　　D. 肺

3. 下列不属于肝脏中常见的药物反应的是（　　　）

   A. 氧化反应　　　　　　　　　　B. 还原反应

   C. 水解反应　　　　　　　　　　D. 异构化反应

4. 肠内细菌对中药成分结构的生物转化以哪种反应为主（　　　）

   A. 氧化反应　　　　　　　　　　B. 还原反应

   C. 水解反应　　　　　　　　　　D. 异构化反应

5. 下列不属于常用的生物样品（　　　）

   A. 血液　　　　　　　　　　　　B. 尿液

   C. 唾液　　　　　　　　　　　　D. 头发

6. 血样包括的种类有（　　　）

   A. 血浆、血清、全血　　　　　　B. 血浆、全血、血色素

   C. 血清、血色素、全血　　　　　D. 全血、白蛋白、血清

7. 实验动物采血一般不超过全血量的（　　　）

   A. 1/5　　　　　　　　　　　　B. 1/10

   C. 1/15　　　　　　　　　　　D. 1/20

8. 血浆制备过程中，最常用的抗凝剂是（　　　）

   A. 肝素　　　　　　　　　　　　B. EDTA

   C. 枸橼酸　　　　　　　　　　　D. 氟化钠

9. 代谢组学研究中常用的研究样品是（　　　）

   A. 血液　　　　　　　　　　　　B. 尿液

   C. 唾液　　　　　　　　　　　　D. 组织

10. 唾液药物浓度一般比血浆药物浓度（　　　）

   A. 高　　　　　　　　　　　　　B. 低

   C. 相等　　　　　　　　　　　　D. 不一定

11. 唾液药物浓度一般比血浆药物浓度的变化程度（　　　）

   A. 大　　　　　　　　　　　　　B. 小

   C. 相等　　　　　　　　　　　　D. 不一定

12. 生物样品预处理时，提取次数至多应为（　　　）

   A. 1 次　　　　　　　　　　　　B. 2 次

   C. 3 次　　　　　　　　　　　　D. 4 次

13. 一般生物样品分析的萃取率应不低于（　　　）

   A. 40%　　　　　　　　　　　　B. 50%

   C. 60%　　　　　　　　　　　　D. 70%

14. 辍合物水解的方法不包括（　　）

    A. 酸水解　　　　　　　　　　　B. 碱水解

    C. 酶水解　　　　　　　　　　　D. 溶剂解

15. 生物样品中，提取于碱性药物的最佳 pH 值应高于其 pK_a 值（　　）单位

    A. 2 个　　　　　　　　　　　　B. 3 个

    C. 4 个　　　　　　　　　　　　D. 2 ~ 3 个

16. 生物样品分析中绝对回收率应不低于（　　）

    A. 50%　　　　　　　　　　　　B. 60%

    C. 70%　　　　　　　　　　　　D. 80%

17. 生物样品分析中相对回收率一般为（　　）

    A. 80% ~ 120%　　　　　　　　　B. 85% ~ 115%

    C. 90% ~ 110%　　　　　　　　　D. 95% ~ 105%

18. 生物样品分析中准确度要求在真实浓度的 80% ~ 120% 范围内，*RSD* 应小于
（　　）

    A. 20%　　　　　　　　　　　　B. 10%

    C. 5%　　　　　　　　　　　　 D. 3%

19. 生物样品内中药成分分析常用的光谱法不包括（　　）

    A. 紫外分光光度法　　　　　　　B. 荧光分析法

    C. 原子吸收分光光度法　　　　　D. 近红外光谱法

20. 生物样品内中药成分分析常用的标记免疫分析法不包括（　　）

    A. 放射免疫　　　　　　　　　　B. 免疫扩散

    C. 化学发光免疫　　　　　　　　D. 荧光免疫分析

二、多项选择题

1. 药物的药动学研究内容包括（　　）

    A. 吸收　　　　　　　　　　　　B. 分布

    C. 代谢　　　　　　　　　　　　D. 排泄

    E. 溶解

2. 生物样品内中药成分分析的任务是（　　）

    A. 分析方法学研究　　　　　　　B. 药物浓度监测

    C. 药动学研究　　　　　　　　　D. 内源性物质测定

    E. 控制药物含量

3. 生物样品内药物分析的特点是（　　）

    A. 干扰杂质多　　　　　　　　　B. 样品量少

    C. 分析方法要求高　　　　　　　D. 药代动力学需快速提供结果

    E. 操作简便

4. 生物样品内药物分析的干扰杂质主要有（　　）
 A. 内源性物质　　　　　　　　B. 药物与内源性物质结合物
 C. 代谢物　　　　　　　　　　D. 共存药物
 E. 外源性杂质

5. 最常用的生物样品有（　　）
 A. 乳汁　　　　　　　　　　　B. 唾液
 C. 尿液　　　　　　　　　　　D. 精液
 E. 血液

6. 选择体液或组织供生物样品内药物分析的一般原则是（　　）
 A. 反映浓度与药效间关系　　　B. 容易获得
 C. 便于处理　　　　　　　　　D. 易于分析
 E. 样品量大

7. 生物样品分析中常用的脏器组织有（　　）
 A. 心　　　　　　　　　　　　B. 肝
 C. 肺　　　　　　　　　　　　D. 肾
 E. 脑

8. 血样或组织匀浆样品去除蛋白质的方法有（　　）
 A. 加入与水相混溶的有机溶剂　B. 加入中性盐
 C. 加入强酸或者沉淀剂　　　　D. 超滤法或者加热
 E. 酶水解法

9. 生物样品常用的净化和富集的方法有（　　）
 A. 液 - 液萃取　　　　　　　　B. 固相萃取
 C. 固相微萃取　　　　　　　　D. 大孔吸附树脂层析
 E. 氧化铝柱层析

10. 固相萃取柱中固定相质量一般为（　　）
 A. 50mg　　　　　　　　　　　B. 100mg
 C. 200mg　　　　　　　　　　D. 500mg
 E. 1000mg

11. 药物在生物体内存在的形式有（　　）
 A. 原型药　　　　　　　　　　B. 结合物
 C. 代谢物　　　　　　　　　　D. 缀合物
 E. 配离子

12. 生物样品的分析方法评价指标有（　　）
 A. 准确度　　　　　　　　　　B. 精密度
 C. 检测限和定量限　　　　　　D. 专属性
 E. 线性范围

13. 生物样品分析中与药物提取分离有关的操作步骤包括（　　　）

    A. 蛋白质处理   B. 液－液萃取法

    C. 缀合物水解   D. 冷冻干燥

    E. 酶水解

14. 生物样品分析方法设计需要考虑的因素有（　　　）

    A. 文献总结

    B. 待测药物的理化性质及体内存在状况

    C. 生物样品的类型

    D. 待测药物成分的预期浓度范围

    E. 分析测定的目的及要求

15. 生物样品分析方法设定后，通常需要进行哪些实验以确认分析条件的适用性（　　　）

    A. 以纯品进行测定   B. 空白溶剂实验

    C. 空白生物基质实验   D. 模拟生物样品试验

    E. 实际生物样品的测定

三、填空题

1. 中药成分在生物体内的过程一般可分为_____、_____、_____、_____。

2. 生物样品采集的对象是_____和_____。

3. 生物样品内药物分析的目标是_____和_____。

4. 在肝脏中进行药物代谢的细胞部位主要是_____中存在的_____。

5. 血清是激活血液中的_____引起_____而析出，离心后取上层清液而得。

6. 尿液的主要成分是_____、_____及_____。

7. 体内药物清除主要是通过_____排出体外，通过对其检测发现药物以_____、_____及_____形式排出。

8. 根据回收率测定方法不同，可分为_____和_____。

9. 精密度可进一步分为_____和_____精密度。

10. 生物样品中待测物的稳定性包括_____、_____、_____和_____。

11. 长期贮存稳定性的贮存时间应超过_____分析所需用的时间周期。

12. 组织样品应首先制成_____后再进行分离分析。

13. 在样品预处理过程中应注意的问题是_____和_____。

14. 尿液中药物浓度的改变不能直接反映_____，与其相关性差。

15. 固相萃取柱由_____，_____和_____组成。

四、名词解释

1. 药物代谢
2. 药物代谢第一相反应
3. 药物代谢第二相反应
4. 缀合物
5. 溶剂解
6. 生物样品特异性
7. 质控样品
8. 免疫分析法
9. 提取回收率
10. 定量限

五、简答题

1. 简述生物样品内中药成分分析的意义。
2. 简述生物样品内中药成分分析的对象。
3. 简述生物样品内中药成分分析的干扰杂质。
4. 简述中药成分在生物体内的存在状态。
5. 简述生物体内中药成分代谢的主要部位。
6. 简述血浆和血清样品的制备方法。
7. 简述尿液样品的特点及贮存方法。
8. 简述生物样品中去除蛋白质的方法。
9. 简述液－液萃取法发生乳化现象的一般处理方法。
10. 简述生物样品中中药成分分析方法的设计依据。

六、论述题

1. 试述生物样品内中药成分分析的对象与特点。
2. 试述中药成分代谢的基本特点。
3. 试述生物样品分析方法建立的一般步骤。
4. 试述生物样品分析方法的评价内容。
5. 试述生物样品中药成分分析的常用测定方法。

参考答案

一、单项选择题

1. D　2. B　3. D　4. C　5. D　6. A　7. B　8. A　9. B　10. B
11. A　12. B　13. B　14. B　15. D　16. A　17. B　18. A　19. D　20. B

二、多项选择题

1. ABCD　2. ABCD　3. ABC　4. ABCDE　5. BCE　6. ABCD　7. ABCDE
8. ABCDE　9. ABC　10. BCDE　11. ABCD　12. ABCDE　13. ABCDE
14. ABCDE　15. ABCDE

三、填空题

1. 吸收；分布；代谢；排泄

2. 人体；动物体

3. 母体药物；代谢产物

4. 肝微粒体；药物代谢酶

5. 凝血因子；血液凝结

6. 水；含氮化合物；盐类

7. 尿液；原型；代谢物；缀合物

8. 绝对回收率；方法回收率

9. 日内或批内；日间或批间

10. 长期贮存和短期贮存的稳定性；室温、冷冻、冻融条件下的稳定性；标准贮备液的稳定性；样品处理后的溶液中待测成分的稳定性

11. 收集第一个样品至最后一个样品

12. 匀浆

13. 待测物的损失；样品的玷污

14. 血药浓度；血药浓度

15. 柱管；筛板；固定相

四、名词解释

1. 药物代谢又称为药物的生物转化，是指药物经过体内吸收、分布之后，在药酶的作用下药物化学结构变化的过程。

2. 药物在以细胞色素 P450 为核心的酶系作用下，分子结构发生改变，极性增加，水溶性增强，药物的活性发生变化，这个过程称为药物代谢的第一相反应。

3. 通过药物代谢的第一相反应，药物分子的活性发生改变，生成的初级代谢产物在二磷酸葡萄糖醛酸基转移酶等催化作用下，经与葡萄糖醛酸、硫酸盐等结合，转化为水溶性更高的化合物，使其易于从尿中排出，这个过程称为药物代谢的第二相反应。

4. 中药中的待测成分或其代谢物与机体的内源性物质结合生成的产物称为缀合物。

5. 缀合物往往可随加入的萃取溶剂在萃取过程中发生分解，称为溶剂解。

6. 特异性是指在生物样品中所含内源性和外源性物质及相应代谢物质同时存在时，所用的方法能准确测定待测物质的能力，通常表示所检测的响应信号应属于待测成分所特有。

7. 质控样品是指将一定量的待测药物加入空白生物基质中配制的模拟生物样品。

8. 免疫分析法是指以特异性抗原 - 抗体反应为基础的分析方法，包括放射免疫、酶免疫、化学发光免疫、荧光免疫分析等。

9. 提取回收率又称为绝对回收率，主要是考察生物样品在制备过程中造成的待测成分的损失。

10. 定量限是指测定样品中符合准确度和精密度要求的最低药物浓度，通常以标准曲线上的最低浓度点表示。

五、简答题

1. 中药不论以何种方式给药，中药成分在生物体内的过程一般可分为吸收、分布、代谢、排泄。过去很长时间，人们对中药质量的认识和控制主要着重于药物在体外的鉴别、检查和含量测定。现在对中药成分在生物体内吸收、分布和代谢过程与疗效的关系有了进一步认识，有时因机体差异所引起的体内药物浓度差别而会导致药理作用显著不同，即"化学上等价而生物学上不等价"。因此，不仅要研究生物体外的中药质量，还需要研究中药成分在生物体内的表现。中药成分在生物体内的某些代谢产物常具有一定的生理活性，它们在生物体内的变化规律对原型药物的药理及毒理学评价极为重要，还分析可以通过分析手段了解中药成分在生物样品内数量与质量的变化，获得中药成分在机体内代谢过程的信息及药代动力学参数，从而有助于在中药生产、实验研究、临床等方面做出估计和评价。

2. 凡是药物到达之处，如体液、器官、组织、排泄物等都是分析的对象，所以生物样品内药物分析的样本有血液、尿液、唾液、胆汁、淋巴液、泪液、脊髓液、汗液、乳汁、羊水、粪便、各种器官、组织，以及呼出的气体。生物样品内药物分析的对象不仅是人体，也包括动物体。

3. 生物样品中常含有蛋白质、脂肪、尿素等有机物和 Na^+、K^+ 等大量杂质，不仅与生物样品内的内源性物质结合，也会干扰测定，因此，样品一般均需经过分离、净化后才能分析。同时，生物样品中有多种代谢酶，取样后仍可作用于被测物，使被测物不稳定，也需除去。

4. 药物进入机体后，经过吸收、分布、代谢、排泄等过程，被血液运输到作用部位、靶器官或受体，达到一定浓度后才能产生其特征性的药理效应。一部分药物在血浆中与生物大分子蛋白质结合，不能自由通过生物膜，但这种结合是可逆的。药物到达受体、组织后又可以与受体组织处于动态平衡。药物经生物转化后生成的代谢物亦可能会具有上述性质，因此生物体内药物浓度不是始终在某一水平，而是在一定范围内不断波动的。

5. 中药药物代谢的主要部位为肝脏和肠道，其他还包括肾、脾、肺、血浆、皮肤、器官。

6. ①血浆的制备：将采集的血液置于含有抗凝剂的试管中，混合后以 2500 ~ 3000r/min 离心 5 ~ 15 分钟，使之与血细胞分离，淡黄色上清液即为血浆。②血清的制备：将采集的静脉血液置于试管中，放置 0.5 ~ 1 小时。此过程会激活一系列凝血因子，血中的纤维蛋白原形成纤维蛋白，使血液逐渐凝固。然后用细玻璃棒轻轻剥去凝固在试管壁上的血饼，再以 2500 ~ 3000r/min 离心 5 ~ 10 分钟，上层的澄清淡黄色液体即为血清。

7. 健康动物或人的尿液是淡黄色或黄褐色，pH 范围为 4.8 ~ 8.0。放置后会析出盐类，并伴随着细菌繁殖和固体成分的崩解，因此尿液会变浑浊。若采集的尿液不能立即分析测定，需加入防腐剂放置冰箱中储存。

8. ①加入与水相混溶的有机溶剂；②加入中性盐；③加入强酸；④加入含锌盐及铜盐的沉淀剂；⑤超滤法；⑥酶水解法；⑦加热法。

9. 通常提取前在水相中加入适量的 NaCl，可减轻乳化程度。当已发生轻微乳化时，可适当离心，使水相和有机相完全分开。若已发生严重乳化，可置于低温冰箱中使水相快速冻凝，破坏乳化层，再融化后离心。

10. 生物样品中中药成分分析方法的设计受多因素的影响，一般而言，生物样品中中药成分的含量、浓度是决定分析方法的首要因素。从机体获得的生物样品中待测成分或其代谢物的浓度均较低，且样品量又常常很少，可通过增加取样量提高方法的灵敏度，因而分析及检测方法的选择是提高分析效率的关键。具体选用何种分析方法应根据待测成分的结构、理化性质、仪器条件及文献等因素综合考虑。

六、论述题

1. （1）生物样品内中药成分分析的对象：凡是生物样品内中药成分到达之处，如体液、器官、组织、排泄物等都是分析的对象，所以生物样品内中药成分分析的样本有血液、尿液、唾液、胆汁、淋巴液、泪液、脊髓液、汗液、乳汁、羊水、粪便、各种器官、组织以及呼出的气体等。

生物样品内中药成分分析的目标，不仅是母体中药成分，也包括代谢产物，因为代谢产物常具有生物活性，弄清它们的种类、结构、数量及分布情况，可了解中药成分在生物体内的变化及消除规律，这对安全用药和正确评价中药制剂质量也是非常重要的。

由于新药进入临床试验之前，或者重新评价老药的某一方面，一般要求先在动物体上进行实验，所以生物样品内药物分析对象不仅是人体，也包括动物体。

（2）生物样品内药物分析的特点：在生物样品内中药成分的分析中，微量成分存在于大量的生物介质中，样品中含有内源性干扰杂质，而这些干扰物质随机体状况不同而不同。另外，很多中药化学成分在生物体内经过代谢可产生一种或多种代谢物，母体药物和代谢物又能与生物大分子结合。以上这些都会给中药成分的分离、分析带来困难，与常规药物分析相比，这就要求分析方法具有更高的选择性。此外，生物样品中的药物含量很低，一般血药浓度在 $10^{-9} \sim 10^{-6}$g/mL 之间，且生物样品的采集量有一定的限制，因此要求分析方法有较高的灵敏度。总的来说，生物样品内中药成分分析具有干扰杂质多、样品量少、分析方法要求高等特点。

2.（1）大部分中药为水煎剂，其中含有大量的极性糖苷类化合物，肠内细菌首先将其水解成苷元。很多萜类化合物如芍药苷、环烯醚萜类等，由于苷元具有半缩醛等不稳定结构，导致其结构进行重排，形成与原型药物结构差别较大的代谢物。

（2）肠道中肠内细菌产生的氨、脂肪酸等可以与一些中药成分或其代谢中间体反应，形成一些特殊的转化产物。

（3）与肝脏 P450 酶的单加氧化酶的氧化反应不同，中药成分，尤其是黄酮类成分被肠内细菌氧化时表现为骨架的开环反应。

（4）虽然肝脏代谢中还原反应较少，但肠内细菌对中药成分表现出大量的还原反应，尤其是双键、羰基的还原，脱羟基反应，硝基及亚硝基的还原反应等。

（5）肠内菌群对中药成分的生物转化反应具有高度选择性，尤其是立体选择性，还可进行一般化学方法难以实现的反应。

（6）很多中药成分在体内要先后经过肠内菌群、肝脏的生物转化后才形成最终的代谢产物。

3.（1）以纯品进行测定：取待测药物或特定活性的代谢产物纯品适量，按照拟定的分析方法（不包括生物样品的预处理部分）进行测定，根据分析结果，确定最适测定浓度、灵敏度、最佳的分析检测条件，如溶液 pH 值、温度、反应时间等。

（2）空白溶剂实验：取待测药物的非生物基质溶液（通常为水溶液），按拟定的分析方法进行衍生化反应、分析纯化等样品预处理，并测定空白值的响应信号，如 HPLC 峰面积或峰高。空白值的高低或色谱图反映的信息将影响方法的灵敏度和专属性。空白值的响应值应尽可能小，并能得以有效校正。

（3）空白生物基质实验：取空白生物基质，如空白血浆，按拟定的分析方法，依"空白溶剂实验"项下操作。主要用来考察生物基质中内源性物质对待测成分的干扰，在测定药物、特定的活性代谢物、内标物质等的"信号窗"内不应出现内源性物质信号。

（4）模拟生物样品试验：取空白生物基质加入待测药物制成模拟生物样品，依"空白溶剂实验"项下操作，考察方法的线性范围、精密度、准确度、灵敏度以及药物的萃取回收率等各项指标，同时进一步检验方法特异性，即生物基质中内源性物质以及可能共同使用的其他药物对测定的干扰程度。若采用色谱法进行测定，多数情况下需考虑用内标法定量，则应首先选择合适的内标，考察待测药物、内标物质与内源性代谢物或其他药物的分离情况。

（5）实际生物样品的测定：在分析方法确定后，还需进行实际生物样品的测定，考察代谢物对药物、内标物的干扰，从而选择避免干扰和适合样品实际情况的方法，并进一步验证方法的可行性。

4. 分析方法的验证步骤首先为分析方法的验证，其次是生物基质中待测药物稳定性的验证。分析方法验证包括精密度、准确度、灵敏度、专属性等考察。

（1）特异性：考察一个分析方法是否具有特异性应着重考虑内源性物质、代谢产物、无用药物等的干扰。通过比较待测药或其活性代谢产物的对照品（或标准品）、空白生物基质、模拟生物样品的检测信号，确保内源性物质对分析方法没有干扰。

（2）标准曲线与线性范围：标准曲线指生物样品中所测定药物的浓度与响应值的相关性，通常用回归分析方法获得标准曲线，提供回归方程和相关系数。除免疫分析法等少数分析方法外，标准曲线通常为线性模式。标准曲线的最高与最低浓度的区间为线性范围，待测药物浓度在线性范围内的模拟生物样品的测定结果应可达到试验要求的精密度和准确度。

（3）准确度：准确度是指用该方法测得的生物样品中待测药物的浓度与其真实浓度的接近程度。理论上，准确度的测定应使用人或动物给药后的实际生物样品，但实际生物样品的浓度是未知的，故实际上采用模拟生物样品来测定，测得的浓度与加入的理论浓度比较得到准确度的结果。一般采用相对回收率或相对误差来表示。

（4）精密度：精密度是指每一次测定结果与多次测定的平均值的偏离程度。一般用标准偏差或相对标准偏差表示。在生物样品内中药成分分析中，除要考察批内 *RSD* 外，同时还应考察批间 *RSD*。

（5）定量限与检测限：定量限是指测定样品中符合准确度和精密度要求的最低药物浓度，通常以标准曲线上的最低浓度点表示。也可以信噪比 $S/N = 10$ 或空白背景相应的标准差乘以 10 作为估计值，再通过试验确定。检测限是指试样中被测物能被检测出的最低浓度或量。一般以信噪比 $S/N = 3$（或 2）时的相应浓度或注入仪器的量确定 LOD 值。

（6）稳定性：稳定性是关于贮存条件、药物的化学性质、空白生物样品和容器系统的函数。生物样品的稳定性包括长期贮存、短期贮存、室温、冷冻、冻融条件下的稳定性，另外还包括标准贮备液及样品处理后的溶液中待测成分的稳定性。

（7）提取回收率：提取回收率又称为绝对回收率，主要是考察生物样品在制备过程中造成的待测成分的损失。在体内药物分析中，对生物样品的制备、提取通常是采用一次提取，而常规药物分析一般是多次提取，故待测药物常常不能提取完全，其提取回收率 ≥70% 时一般被认为具有较好的提取回收率；而 80% ～90% 则被认为是一个可接受的限度。

5.（1）光谱法：光谱法包括比色法、紫外分光光度法、荧光分析法、原子吸收分光光度法。光谱法在生物样品内中药成分分析中是应用较早的分析方法之一。光谱法具有操作简便、快速、对仪器要求不高等优点，但检测灵敏度低、不具有分离功能、选择性差，因此对样品的预处理要求较高。由于代谢物及某些内源性成分的干扰，使本法的应用范围受到限制。目前，仅用于少数药物浓度高、干扰成分少的生物样品的测定。

（2）免疫分析法：免疫分析法是指以特异性抗原－抗体反应为基础的分析方法，包括放射免疫、酶免疫、化学发光免疫、荧光免疫分析等。该法具有灵敏度高、专属性强、操作简便、快速等优点，是临床药物浓度监测和生化检验的常用方法，但需要特定的试剂盒和仪器。

当今，免疫分析法不仅可用于测定蛋白质、酶等大分子量物质，还广泛用于测定小分子药物。特别是生物样品内中药成分分析中，该方法已经成为一种基本监测技术。

（3）色谱法：色谱法是一种物理或物理化学分离分析方法，其分离原理主要是利用物质在流动相和固定相中的分配系数或吸附能力的差异而达到分离。色谱法包括高效液相色谱、气相色谱、薄层色谱、凝胶色谱等。色谱法具有分离分析能力，且具有强专属性和高灵敏度，并能分离结构相似的药物和代谢物等优点，使得在药学研究中广泛使用该技术解决各种复杂困难的分离分析课题，在体内药物分析领域中占主导地位。

第十章 中药质量标准的制定 ▷▷▷▷

重点总结

一、概述

1. 概念

（1）药品的质量标准：是对药品的质量规格及检测方法所制定的技术规定，是药品生产、供应、使用、检验和管理部门必须共同遵循的法定依据，以确保用药安全、有效。

（2）中药的质量标准：根据通用的药品质量标准所制定的符合中药特点，控制中药质量的技术规范。

2. 制定质量标准的目的、意义和原则

目的和意义：保证中药安全、有效、稳定及质量可靠。

原则：坚持质量第一，充分体现"科学、实用、规范"的原则。

3. 质量标准研究程序 制定方案→查阅资料→实验研究→制定质量标准草案。

二、中药质量标准的主要内容

1. 中药材质量标准

（1）标准内容：包括名称、汉语拼音、药材拉丁名、来源、性状、鉴别、检查、浸出物、含量测定、炮制、性味与归经、功能与主治、用法与用量、注意及贮藏等项。

（2）相关要点：中药材（植物、动物、矿物等）均需经有关单位鉴定，确定名称；应固定其产地；性状的描述除必须鲜用的按鲜品描述外，一般以完整的干药材为主；易破碎的药材还须描述破碎部分。色谱鉴别应设对照品或对照药材。检查项目包括杂质、水分、灰分、酸不溶性灰分、重金属、砷盐、农药残留量、有关的毒性成分及其他必要的检查项目。浸出物的限（幅）度指标应根据实测数据制订，并以药材的干品计算。

2. 中药制剂质量标准内容

（1）制定的前提条件：中药制剂必须在处方固定和原料（饮片、提取物）质量、制备工艺稳定的前提下拟订质量标准草案。

（2）标准内容：名称、处方、制法、性状、鉴别、检查、含量测定、功能与主治、用法与用量、注意、规格、贮藏。

（3）相关要点：处方中的药味根据中医理论，按"君""臣""佐""使"顺序排列，处方中各药材的量为制成 1000 个制剂单位的成品量，重量以"g"为单位，容量以"mL"为单位；制剂的性状指成品除去包装后的直观情况，按颜色、形态、形状、气味依次排列；制剂色泽如以两种色调组合的，描写时以后者为主；外用药及剧毒药不描述味；鉴别的编写顺序为显微鉴别、一般理化鉴别、色谱鉴别；中药制剂的检查项目则先描述通则规定以外的项目，其他应符合该剂型下有关规定；无法进行某些成分含量测定时，可选择适宜溶剂进行浸出物测定，浸出溶剂的选择必须具有针对性；功能主治，要求先写功能，后写主治，中间以句号隔开，并以"用于"二字连接。先写用法，后写一次量及一日使用次数。

三、中药质量标准起草说明

起草说明主要阐述各项目列入正文内容的理由，研究方法和内容，对质量标准进行详细注释，充分反映质量标准的制定过程，有助于判断制定的质量标准是否合理。

1. 中药材质量标准起草说明　阐明标准中选用各项目的依据并提供全部试验研究资料；含量测定方法学考察资料和相关图谱应包括测定方法的线性关系、精密度、重现性、稳定性试验及回收率试验等；阐明确定该含量限（幅）度的意义及依据（浸出物和含量测定限度至少应有 10 批样品 20 个数据）。

2. 中药制剂质量标准起草说明

含量测定的药味选定：首选处方中的主药、贵重药、毒剧药，也可依次选择臣药及其他药味。

含量测定的成分选择：要求测定毒性成分、总成分、易损成分、专属性成分；成分不明确的选指标性成分、浸出物或某一物理常数等；所测成分的药理作用应尽量与制剂的功能主治一致。

中药含量限度表示法：规定一定的幅度、标示量范围或下限。含量测定限度低于万分之一的，可增加浸出物测定；规定标示量对照品的含量限度要求为合成品原则上要求99%以上，天然产物中提取的对照品验证纯度应在 98% 以上。

四、中药的稳定性研究

稳定性研究是评价药品质量的主要内容之一。

1. 稳定性研究实验设计

（1）样品的批次和规模：影响因素试验可采用 1 批小试规模样品进行；加速试验和长期试验应采用 3 批中试以上规模样品进行。

（2）包装及放置条件：影响因素试验中试样无包装，加速试验和长期试验所用包装材料和封装条件应与拟上市包装一致，并控制温度 ±2℃，相对湿度 ±5%，照度 ±500lx。

2. 中药稳定性考察内容

（1）考察项目：一般选取质量标准及现行版《中国药典》制剂通则中与稳定性相关的指标，必要时可增加考察指标。

（2）考察时间点：考察时间点的设置应基于对药品理化性质的认识、稳定性变化趋势而设置。对某些环境因素敏感的药品，应适当增加考察时间点。

3. 稳定性研究实验方法

（1）影响因素试验：一般包括高温、高湿、强光照射试验。原料置适宜的容器中（如称量瓶或培养皿），摊成≤5mm 厚的薄层，疏松原料药摊成≤10mm 厚的薄层；固体制剂为除去内包装的最小制剂单位，分散为单层放置。一般放置 10 天，于 0、5、10 天取样检测。

高温试验：60℃条件下放置，若变化显著，则在40℃下进行。

高湿试验：在25℃、相对湿度92.5% ±5%条件下放置，若吸湿增重在5%以上，则应在25℃、相对湿度75% ±5%下进行试验。

强光照射试验：照度为4500lx ±500lx 条件下放置。

（2）加速试验：一般应在40℃ ±2℃、相对湿度75% ±5%条件下进行试验，在试验期间第0、1、2、3、6个月末取样检测。若结果不符合质量标准要求或发生显著变化，则在30℃ ±2℃、相对湿度65% ±5%条件下进行试验。

（3）长期试验：在25℃ ±2℃、相对湿度60% ±10%条件下，分别于第0、3、6、9、12、18 个月取样检测。

药品获准生产上市后，采用实际生产规模的药品进行留样观察。

4. 稳定性研究结果评价 对有关试验（如影响因素、加速试验、长期试验）的结果进行的系统分析和判断，以确定贮存条件、包装材料/容器及有效期。

习 题

一、单项选择题

1. 制定质量标准必须坚持（   ）
   A. 安全有效　　　　　　　　B. 技术先进
   C. 经济合理　　　　　　　　D. 质量第一
2. 关于中药材质量标准中的性状，以下表述不正确的是（   ）
   A. 系指药材的外形、颜色、表面特征、质地、断面及气味等的描述
   B. 必须鲜用的药材按鲜品描述
   C. 描述药材的性状一般以完整的干药材为主
   D. 易破碎的药材不必描述破碎部分
3. 川芎茶调散采用的命名方法是（   ）

A．药味数与主药名加剂型　　　　B．方内主药味缩写加剂型

C．主药材和药引相结合加剂型　　D．形象比喻加剂型

4．关于中药制剂质量标准中处方的说法不正确的是（　　）

　　A．单味制剂不列处方

　　B．单味制剂应列处方

　　C．单味制剂在制法中说明药味及其分量

　　D．制剂中处方不用列出使用的附加剂

5．处方药味的排列应（　　）

　　A．按照中药名称首位汉字的拼音字母顺序排列

　　B．贵重药排在首位

　　C．根据中医理论，按"君""臣""佐""使"顺序排列

　　D．按照药味在处方中用量大小排列

6．处方中制剂单位的成品量应为（　　）

　　A．1000 个　　　　　　　　　　B．400 个

　　C．500 个　　　　　　　　　　　D．800 个

7．中药制剂色泽如以两种色调组合，描述时以（　　）为主

　　A．前者　　　　　　　　　　　　B．后者

　　C．同样　　　　　　　　　　　　D．中间色

8．外用药和剧毒药不描述（　　）

　　A．颜色　　　　　　　　　　　　B．味

　　C．形状　　　　　　　　　　　　D．气

9．单味制剂命名时一般采用（　　）

　　A．原料名　　　　　　　　　　　B．药材名

　　C．剂型名　　　　　　　　　　　D．原料（药材）名与剂型名结合

10．建立浸出物检查标准需要测定的样品批次和提供的数据分别为（　　）

　　A．5 批、10 个数据　　　　　　B．5 批、20 个数据

　　C．10 批、20 个数据　　　　　　D．10 批、10 个数据

11．质量标准的方法学考察，重现性试验相对标准差一般要求低于（　　）

　　A．1%　　　　　　　　　　　　　B．2%

　　C．3%　　　　　　　　　　　　　D．5%

12．在中药制剂质量标准的起草说明中，性状描述要求观察样品的数量至少为（　　）

　　A．1～3 批　　　　　　　　　　B．2～4 批

　　C．3～5 批　　　　　　　　　　D．10 批以上

13．经检验符合规定的药材制成制剂后，一般不再做（　　）

　　A．重金属检查　　　　　　　　　B．砷盐检查

C. 总灰分检查　　　　　　　　　　D. 甲醇量检查

14. 增加一个浸出物测定是指含量测定限度低于（　　　）

A. 百分之一　　　　　　　　　　　B. 千分之一

C. 万分之一　　　　　　　　　　　D. 十万分之一

15. 含量测定用天然产物中提取的对照品时，纯度要求（　　　）

A. 大于 90%　　　　　　　　　　　B. 大于 95%

C. 大于 98%　　　　　　　　　　　D. 大于 99%

16. 含量测定用合成品为对照品时，要求纯度（　　　）

A. 大于 90%　　　　　　　　　　　B. 大于 95%

C. 大于 98%　　　　　　　　　　　D. 大于 99%

17. 在方法学考察中，回收率试验要求回收率和 RSD 分别为（　　　）

A. 95% ~ 100%，5　　　　　　　　B. 100% ~ 105%，5

C. 95% ~ 105%，5　　　　　　　　D. 95% ~ 105%，3

18. 一般品种储藏时可注明（　　　）

A. 密封　　　　　　　　　　　　　B. 熔封

C. 防爆　　　　　　　　　　　　　D. 冷冻

19. 不属于检测方法选择原则的是（　　　）

A. 准确　　　　　　　　　　　　　B. 灵敏

C. 简便　　　　　　　　　　　　　D. 先进

20. 不属于测定成分选择原则的内容是（　　　）

A. 有效成分　　　　　　　　　　　B. 毒性成分

C. 易损成分　　　　　　　　　　　D. 含量最大成分

二、多项选择题

1. 中药材质量标准中的性状项需描述药材的（　　　）

A. 外形、颜色　　　　　　　　　　B. 表面特征

C. 质地　　　　　　　　　　　　　D. 断面

E. 气味

2. 以下关于加速试验法的描述正确的有（　　　）

A. 供试品需在 40℃ ±2℃、相对湿度 75% ±5% 条件下进行试验

B. 在试验期间第 0、1、2、3、6 个月末取样检测

C. 对塑料瓶装滴眼液，加速试验应在 40℃ ±2℃、相对湿度 20% ±5% 的条件下进行试验

D. 眼膏剂、栓剂、气雾剂等制剂可直接采用 30℃ ±2℃、相对湿度 65% ±5% 的条件进行试验

E. 需要冷冻保存的药品可不进行加速试验

3. 中药制剂含量限度的规定方式主要有（　　）
   A. 规定一定幅度　　　　　　B. 规定标示量范围
   C. 规定下限　　　　　　　　D. 规定上限
   E. 以上说法都对

4. 回收率实验评价结果的数据要求（　　）
   A. 采用1个浓度6个测定结果　　B. 采用3个浓度6个测定结果
   C. 采用2个浓度6个测定结果　　D. 采用3个浓度3个测定结果
   E. 采用3个浓度9个测定结果

5. 以药品质量标准作为法定依据必须共同遵守部门有（　　）
   A. 药品生产部门　　　　　　B. 供应部门
   C. 使用部门　　　　　　　　D. 检验部门
   E. 管理部门

6. 制定质量标准的前提有（　　）
   A. 药物组成固定　　　　　　B. 原料稳定
   C. 制备工艺稳定　　　　　　D. 药物有特异性成分
   E. 具有简单有效的检测方法

7. 制定标准时，检测方法的选择原则有（　　）
   A. 准确　　　　　　　　　　B. 灵敏
   C. 简便　　　　　　　　　　D. 快速
   E. 稳定

8. 中药制剂质量标准中名称项要求包括（　　）
   A. 中文名　　　　　　　　　B. 英文名
   C. 汉语拼音名　　　　　　　D. 别名
   E. 拉丁名

9. 在中药制剂的含量测定中，测定成分的选择原则包括（　　）
   A. 测定有效成分　　　　　　B. 测定毒性成分
   C. 测定总成分　　　　　　　D. 测定易损成分
   E. 测定专属性成分

10. 质量标准研究程序有（　　）
   A. 依据法规制定方案　　　　B. 查阅有关资料
   C. 实验研究　　　　　　　　D. 制定质量标准草案
   E. 制定质量标准

11. 中药制剂检查项目包括（　　）
   A. 相对密度　　　　　　　　B. pH 值
   C. 乙醇量　　　　　　　　　D. 干燥失重
   E. 重金属

12. 检测有效成分不明确的中药制剂，可测定的指标有（　　）
    A. 指标性成分　　　　　　　B. 浸出物
    C. 某一物理常数　　　　　　D. 灰分
    E. 均可

13. 中药复方命名时采用主要药味缩写加剂型方法的有（　　）
    A. 参芍片　　　　　　　　　B. 龙胆泻肝丸
    C. 香连丸　　　　　　　　　D. 六味地黄丸
    E. 银黄口服液

14. 中药制剂质量标准起草说明应包含（　　）
    A. 名称　　　　　　　　　　B. 处方
    C. 制法　　　　　　　　　　D. 贮藏
    E. 鉴别

15. 下列属于方法学考察项目的是（　　）
    A. 提取条件的确定　　　　　B. 净化分离方法的选定
    C. 测定条件的选择　　　　　D. 空白试验条件的选择
    E. 精密度试验

三、填空题

1. 浸出物的限（幅）度指标应根据实测数据制订，并以药材的_____计算。

2. 药品质量标准是对药品的_____及_____所做的技术规定。

3. 质量标准的制定必须坚持_____第一，充分体现_____、_____、_____的原则。

4. 制定中药制剂质量标准的前提是中药制剂的_____固定、_____稳定。

5. 中药制剂质量标准制定之前，必须制定_____和_____的质量标准。

6. 中药制剂的规格有_____、_____、_____三种表示方法。

7. 制剂中使用的_____、_____及_____一般不列入处方中，在制法中加以说明。

8. 处方中某些剧毒药材生用时，冠以_____字，以引起重视。

9. 处方中各药材的量一律用法定计量单位，重量以_____为单位，容量以_____为单位。

10. 制法中药材粉末的粉碎度用_____、_____、_____、_____等表示，不列符号。

11. 一种制剂的性状往往与所投原料的_____及_____有关。

12. _____及_____不描述味。

13. 规格单位在0.1g以下的药品，质量用_____为单位，0.1g以上的用_____为单位，液体制剂用_____为单位。

14. 标准曲线的相关系数（r 值）一般应在_____以上，薄层扫描法的 r 值应在_____以上。

15. 采用相对标准差评价重现性，一般要求其低于_____。

四、名词解释

1. 药品质量标准
2. 中药质量标准
3. 质量标准起草说明

五、简答题

1. 简述质量标准的分类。
2. 简述制定质量标准的前提。
3. 简述中药材质量标准的主要内容。
4. 简述中药制剂质量标准的主要内容。
5. 简述含量测定的方法学考察的内容。
6. 简述对照品的含量限度要求。
7. 简述含量测定用对照品的纯度与含量的含义。
8. 简述影响中药制剂质量稳定性的生物因素。
9. 简述简述回收率试验的意义及方法。
10. 简述测定成分的选定应遵循的原则。
11. 简述对有效成分不明确的中药制剂测定成分的选定。
12. 简述线性关系的考察的目的。
13. 简述方法学考察中提取条件的选定原则。
14. 简述阴性对照样品的制备方法

六、论述题

1. 试述制定中药制剂质量标准的前提。
2. 试述中药制剂质量标准研究的程序。
3. 试述如何选定中药制剂含量测定的药味。
4. 试述如何选定中药制剂含量测定的测定成分。
5. 试述影响中药制剂质量稳定性的因素。
6. 试述中药制剂稳定性考察的方法。

七、分析方案设计

1. 麻仁丸的质量分析方案设计
组成：火麻仁、苦杏仁、大黄、枳实、厚朴。

制法：以上六味，经适宜的加工、炮制、粉碎混匀，制成水蜜丸。

要求：请设计本品的定性鉴别、检查及含量测定分析方法。

2. 双黄连注射剂的质量分析方案设计

组成：金银花、黄芩、连翘。

制法：以上三味，经适宜的提取、浓缩、滤过，灌装，灭菌等，即得。

要求：请设计本品的定性鉴别、检查及含量测定分析方法。

3. 乐脉颗粒的质量分析方案设计

组成：丹参、川芎、赤芍、红花、香附、木香、山楂。

制法：以上七味，经煎煮、滤过、浓缩至清膏、与乳糖流化、干燥、制成颗粒。

要求：请设计本品的定性鉴别、检查及含量测定分析方法。

4. 六味地黄丸的质量分析方案设计

组成：熟地黄、山茱萸、牡丹皮、山药、茯苓、泽泻。

制法：以上六味，经适宜的加工、炮制、粉碎混匀，制成水蜜丸。

要求：请设计本品的定性鉴别、检查及含量测定分析方法。

5. 四物合剂的质量分析方案设计

组成：当归、川芎、白芍、熟地黄。

制法：以上四味，经适宜的提取、浓缩、加水混匀，制成合剂。

要求：请设计本品的定性鉴别、检查及含量测定分析方法。

6. 护肝片的质量分析方案设计

组成：柴胡、茵陈、板蓝根、五味子、猪胆粉、绿豆。

制法：以上六味，经适宜的煎煮、滤过、浓缩、干燥、粉碎、混匀，制颗粒，干燥，压制成片，包糖衣，即得。

要求：请设计本品的定性鉴别、检查及含量测定分析方法。

7. 山楂化滞丸的质量分析方案设计

组成：山楂、麦芽、六神曲、槟榔、莱菔子、牵牛子。

制法：以上六味，粉碎成细粉，过筛，混匀；此粉末加红糖、炼蜜适量制成大蜜丸，即得。

要求：请设计本品的定性鉴别、检查及含量测定分析方法。

8. 麝香祛痛搽剂的质量分析方案设计

组成：麝香、红花、樟脑、独活、冰片、龙血竭、薄荷脑、地黄、三七。

制法：以上九味，经适宜的提取、滤过、混合，即得。

要求：请设计本品的定性鉴别、检查及含量测定分析方法。

9. 二妙丸的质量分析方案设计

组成：苍术、黄柏。

制法：以上二味，粉碎成细粉，过筛，混匀，用水泛丸，干燥，即得。

要求：请设计本品的定性鉴别、检查及含量测定分析方法。

参考答案

一、单项选择题

1. D　2. D　3. C　4. B　5. C　6. A　7. B　8. B　9. D　10. C
11. D　12. C　13. C　14. C　15. C　16. D　17. D　18. A　19. D　20. D

二、多项选择题

1. ABCDE　2. ABCDE　3. ABC　4. AE　5. ABCDE　6. ABC　7. ABCD
8. AC　9. ABCDE　10. ABCD　11. ABCDE　12. ABC　13. ACE　14. ABCDE
15. ABCDE

三、填空题

1. 干品

2. 质量规格；检测方法

3. 质量；科学；实用；规范

4. 处方和原料（饮片、提取物）；质量、制备工艺

5. 药材；辅料

6. 以重量计；以装量计；以标示量计

7. 药引；辅料；附加剂

8. 生

9. g；mL

10. 粗粉；中粉；细粉；极细粉

11. 质量；工艺

12. 外用药；剧毒药

13. mg；g；mL

14. 0.999；0.995

15. 5%

四、名词解释

1. 药品质量标准是对药品的质量规格及检测方法所作的技术规定，是药品生产、供应、使用、检验和管理部门必须共同遵守的法定依据。

2. 中药制剂的质量标准是根据通用的药品质量标准所制定的符合中药特点，控制中药质量的技术规范。

3. 质量标准的起草说明是阐述项目列入正文内容的理由、研究方法和内容。起草

说明是对质量标准的详细注释，充分反映质量标准的制定过程，有助于判断制定的质量标准是否合理。

五、简答题

1. 质量标准分为国家药品标准，即《中国药典》和国家药品监督部门颁布的药品标准，以及企业标准，即由企业自行制定的质量标准。

2. 制定质量标准的前提是药物组成固定、原料稳定、制备工艺稳定。

3. 中药材质量标准的主要内容包括①名称、汉语拼音、药材拉丁名；②来源；③性状；④鉴别；⑤检查；⑥浸出物测定；⑦含量测定；⑧炮制；⑨性味与归经；⑩功能与主治；⑪用法与用量；⑫注意；⑬贮藏等项。

4. 中药制剂质量标准的主要内容是①名称；②处方；③制法；④性状；⑤鉴别；⑥检查；⑦浸出物测定；⑧含量测定；⑨功能与主治；⑩用法与用量；⑪注意；⑫规格；⑬贮藏。

5. 含量测定的方法学考察包括①提取条件的选择；②净化分离方法的选定；③测定条件的选择；④空白试验条件的选择；⑤线性关系考察；⑥测定方法的稳定性实验；⑦精密度试验；⑧重现性试验；⑨检测灵敏度及最小检出量；⑩回收率试验。

6. 对照品的含量限度要求是：合成的对照品原则上要求纯度99%以上，天然产物中提取的对照品验证纯度应在98%以上，并提供含量测定的方法和测试数据。个别可在97%以上。如在90%~97%者可以暂时乘以因数折算使用，但在申报生产用质量标准，最迟必须在标准试行期满前使对照品达到含量测定要求，方可转为局颁标准用对照品，含量低于90%者，一般不可作为定量用对照品。应用化学试剂做含量测定的对照品，应重新标定。

7. 含量测定用对照品的纯度检查是检查对照品以外的杂质有多少，而含量是指对照品本身的含有数量。杂质多，纯度低，而含量相应也低，二者有相关性，但含义不同。

8. 影响中药制剂质量稳定性的生物因素有内外两种因素。内在因素主要是药材本身存在的活性酶，酶在适宜条件下，可使某些成分酶解或发生某些变化；外在因素主要是指细菌等微生物污染而引起的霉变、腐变或其他变质而影响制剂的质量。

9. 回收率试验的意义及方法：含量测定方法的建立过程中，以回收率估计分析方法的误差和操作过程的损失，以评价方法的可靠性。实验方法包括加样回收试验和模拟配方回收试验。回收率试验至少需要进行5次试验（$n = 5$）或三组平行试验（$n = 6$），在同一批样品中加入相同量或不同量的纯品，后者可进一步验证测定方法中取样量多少更为合适。回收率一般要求在95%~105%。$RSD < 3\%$。

10. 测定成分的选定应遵循的原则：测定有效成分、测定毒性成分、测定总成分、测定易损成分、测定专属性成分、测定成分应尽量与中医理论相一致，与药理作用和主治功能一致。

11. 对有效成分不明确的中药制剂测定成分应选定：①测定指标性成分，指标性成分专属性强，其含量高低可代表药材在制剂中的量；②测定浸出物，溶剂的选择应具针对性，能达到控制质量的目的；③以某一物理常数为测定指标；④在建立化学成分的含量测定有困难时，也可考虑建立生物测定等其他方法。

12. 线性关系的考察的目的是①确定样品浓度与定量信息是否成线性关系；②确定线性范围即适当的样品量的测定；看直线是否过原点以确定用一点还是两点法去测定并计算。

13. 方法学考察中提取条件的选定原则是：提取条件的好坏应以能最大限度的提取被测成分、样品含量高、测定结果稳定为标准。提取条件的确定一般要用不同溶剂、不同提取方法、不同时间、不同温度以及不同 pH 值等条件比较而定，可参考文献，重点对比某种条件，也可用正交实验全面优选条件。

14. 阴性对照样品的制备方法有：不含被测成分药材的成药；不含被测成分的成药（用色谱法把被测成分从成药中分离出去），以前者为常用。

六、论述题

1. 制定中药制剂质量标准的前提：①药物组成固定：处方药味及分量是制定质量标准的依据，直接影响评价指标的选定和限度的制定。因此在制定质量标准之前必须要求获得真实、准确的处方才可开始进行质量标准的研究和实验设计。②原料稳定：中药制剂质量标准制定之前，须制定药材和辅料的质量标准。在临床研究及中试阶段以及后期生产，都要严格按药材质量标准所规定的项目投料。③制备工艺稳定：新药的研制在处方确定以后，结合临床服用要求，确定剂型，进行工艺条件的研究，优选出最佳工艺条件，至少是适合中试生产规模，当条件具备，制备工艺稳定后，才可进行质量标准的实验设计。因为尽管处方相同，而工艺不同，致使所含成分及其含量不同，直接影响鉴定、含量测定等项目的建立和限度的规定。

2. 中药制剂质量标准研究的程序：①依据法规制定方案：总方案的设计应根据国家药品监督管理局颁发的《新药审批办法》中对中药制剂质量标准研究的技术要求进行，质量标准拟定的各项内容参照现行版《中国药典》。②查阅有关资料：根据处方组成，查阅组方中药味的主要化学成分及理化性质的文献资料、与功能主治有关的药效学研究及质量控制方面的文献资料，为制定质量标准提供参考和依据。③试验研究：对质量标准中的各项内容进行试验研究，积累原始数据，为质量标准的制定提供依据。④制定质量标准草案：制定标准时，对检测方法的选择应根据"准确、灵敏、简便、快速"的原则，既要结合实际，又要与国际先进水平接轨。限度的制定要以药效学研究和临床应用结合起来进行合理地制定。

3. 中药制剂含量测定的药味选定：①中药制剂在确定含量测定成分的药味时，要以中医药理论为指导，首选处方中的主药、贵重药、毒剧药制定含量测定项目，以保证临床用药的有效性和安全性。在中药制剂中进行含量测定的药味，原料药必须有含量限度，以保证成品质量。②中药制剂处方中有君、臣、佐、使之分的，应首选针对主病或主证起主要治疗作用的君药建立含量测定项目。③中药制剂处方中有贵重药的，应对制剂中的贵重药物如牛黄、麝香、西洋参、人参等进行含量测定，找出相应的定量指标，以便控制其在制剂中的含量，防止在生产过程中，不投料或少投料的现象发生。④中药制剂处方中有大毒药味的，应对其进行定量分析，例如马钱子、生川乌、草乌、斑蝥等，若含量太低无法测定，则应规定限量检查项目。⑤若上述药味基础研究薄弱或无法进行含量测定时，也可依次选择臣药及其他药味进行测定。

4. 中药制剂含量测定的测定成分选定：测定药味选择以后，还应选定某一成分为定量指标，一般应遵循以下几项原则。

（1）测定有效成分：对于有效成分清楚，其药理作用与该味药的主治功能一致的成分，应作为首选。

（2）测定毒性成分：如乌头中所含多种生物碱，其中酯型生物碱（包括单酯型、双酯型及三酯型）具有毒性，可测定总酯型生物碱的含量，作为质控指标之一，保证中药制剂服用安全有效。

（3）测定总成分：有效部位或指标性成分类别清楚的，可进行总成分的测定，如总黄酮、总皂苷、总生物碱、总有机酸、总挥发油等。

（4）对有效成分不明确的中药制剂可采用以下几种方法：①测定指标性成分：指标性成分专属性要强，其含量高低可代表药材在制剂中的量。②测定浸出物：测定溶剂的选择应具针对性，能达到控制质量的目的。一般不采用水和乙醇，因其溶出物量太大，难以反映某些原料或工艺影响其质量的差异。③以某一物理常数为测定指标：如柴胡注射液（蒸馏液）其有效成分不太清楚，但实验证明，在276nm 波长处有最大吸收，且吸收度的高低与其1:1 蒸馏液浓度呈正比，所以可用276nm 的吸收度值（A）来控制其质量。此外，在建立化学成分的含量测定有困难时，也可考虑建立生物测定等方法。

（5）测定易损失成分：测定在制备、贮存过程中易损失的成分，如冰片易挥发损失，因此在含有冰片的中药制剂中要测其含量。

（6）测定专属性成分：被测成分应归属于某一药味，若为处方中，两味或两味以上药材所共有的成分，则不应选为定量指标。如处方中同时含有黄连、黄柏，最好不选小檗碱作为定量指标。

（7）测定成分应尽量与中医理论相一致，与药理作用和主治功能一致。如山楂在制剂中若以消食健胃为主，则应测定有机酸含量，若以治疗心血管疾病为主，则应测定黄酮类成分。又如制何首乌具有补肝肾、益精血、乌须发的功能，若以大黄素为定量指标，就不太适宜。

5. 影响中药制剂质量稳定性的因素：中药主要为天然药物，本身存在许多不稳定因素，加上外界因素的影响，常会加速这种不稳定的变化。影响中药制剂稳定性的因素一般分为三类。

（1）生物因素：由内外两种因素引起。内在因素主要是药材本身存在的活性酶，酶在适宜条件下，可使某些成分酶解或发生某些变化。如黄芩中的黄芩苷酶，在一定条件下使黄芩苷及汉黄芩苷酶解生成黄芩素和汉黄芩素，抗病毒作用显著下降。外在因素主要指细菌等微生物污染而引起的霉变、腐变或其他变质而影响制剂的质量。

（2）物理因素：物理因素是指在贮存过程中物理性能的改变，如片剂的碎裂、包衣龟裂、崩解度及硬度的变化，散剂的吸潮、粘结，乳剂的乳析，口服液的混浊、沉淀等。生物药剂学研究证明，药物的物理状态对药物的吸收、代谢及疗效有很大的影响。

（3）化学因素：中药制剂的成分较复杂，在一定的条件下，成分本身或成分与成分之间常发生化学变化，而导致药物变质或影响疗效。

6. 中药制剂稳定性考察的方法：新药稳定性试验，至少应对三批以上样品进行考察。若用新的包装材料，应注意观察直接与药物接触的包装材料对药品稳定性的影响。

（1）留样观察法：将样品在正常室温条件下贮存，生产当月按各类剂型所规定的稳定性试验检测项目逐项观察试验及记录，作为0月的结果，然后按规定的间隔时间再重复各项目的考核，逐次记录结果，直至达到新药稳定性试验要求的考核时间后，进行实验结果的总结，并得出结论。留样观察法虽然费时长，且不易找出问题的原因和规律性，但与实际条件一致，所以结果真实无误，是制剂稳定性试验的常用方法。

（2）加速试验方法：为了能在较短时间内预测产品在常温条件下的质量稳定性，或需要通过改进处方、生产工艺和包装条件来提高药品质量的稳定性，以及预测产品的贮存期时，则均可采用加速试验法研究其稳定性。加速试验法是以化学动力学为其理论基础，即认为药品内成分的含量与该成分的分解速度有关，分解的速度愈快则在一定时间内该成分的浓度降低愈多。

（3）长期试验方法：长期试验是在接近药品实际贮存条件下进行的稳定性试验，一般在25℃±2℃、相对湿度60%±10%条件下，分别于第0、3、6、9、12、18个月取样检测，也可在常温条件下进行。对温度特别敏感的药物的长期试验可在6℃±2℃条件下进行，用以考察在实际贮存条件下药物的稳定性，验证药品的包装、贮存条件是否合适及有效期。

药品注册申请单位应在药品获准生产上市后，采用实际生产中生产的药品进行留样观察，以考察上市药品的稳定性。根据考察结果，对包装、贮存条件进行进一步的确认或改进，并进一步确定有效期。

七、分析方案设计题

1. 麻仁丸的质量分析方案设计要点

（1）定性鉴别

①显微鉴别：取本品，置显微镜下观察。果皮细胞淡黄色至红棕色，表面观多角形，壁厚。石细胞橙黄色，贝壳形，壁较厚，较宽一边纹孔明显。草酸钙簇晶大，直径60~140μm。草酸钙簇晶直径18~32μm，存在于薄壁细胞中，常排列成行，或一个细胞中含数个簇晶。草酸钙方晶成片存在于薄壁组织中。油细胞圆形或椭圆形，含棕黄色

油状物。

②薄层鉴别：对方中大黄、枳实、厚朴进行鉴别，大黄、枳实采用对照药材进行对照，厚朴采用厚朴酚对照品进行对照，将供试品溶液及两种对照药材溶液、对照品溶液分别点于同一薄层板上，展开，晾干，经检视，供试品色谱中，分别在与对照药材色谱及对照品色谱相应的位置上，显相同颜色的斑点。

（2）检查：应符合现行版《中国药典》中有关丸剂的各项检查（检查方法及限度可参看《中国药典》），需检查①水分；②重量差异；③装量差异；④溶散时限；⑤微生物限度。

（3）含量测定：火麻仁为方中君药，但目前对其研究较少，没有好的含量测定方法，可测定方中大黄所含有效成分番泻苷 A 的含量，以番泻苷 A 为定量指标。

①供试品制备：番泻苷 A 为蒽醌类化合物，其在水、甲醇、乙醇中的溶解性均不理想，易溶于 pH 为 8 的缓冲液，故可用其提取。缓冲液的种类、提取时间、提取次数等都要进行条件选择才能确定。

②测定方法：选用高相色谱法测定番泻苷 A 的含量，高效液相色谱法是中药质量监控的有力手段，具有分离效能高、分析快、灵敏度高的特点。

③方法学考察：应进行有关含量测定的方法学考察试验，包括线性范围试验、稳定性试验、精密度试验、重现性试验、回收率试验等。

④样品含量测定：在以上优选条件基础上，对三批样品进行含量测定，并制定其含量范围。

2. 双黄连注射剂的质量分析方案设计要点

（1）定性鉴别：应用 TLC 法对方中连翘、金银花、黄芩进行鉴别，连翘采用对照药材进行对照，金银花采用绿原酸对照品进行对照，黄芩采用黄芩苷对照品进行对照。

（2）检查：应符合现行版《中国药典》中有关注射剂的各项检查（检查方法及限度可参看《中国药典》），需检查①装量差异；②澄明度；③无菌；④不溶性微粒。

（3）含量测定：金银花为本品中主药，可测定方中金银花所含有效成分绿原酸的含量，以及黄芩中所含有效成分黄芩苷的含量。以绿原酸、黄芩苷为定量指标。

①供试品制备：绿原酸是有机酸类成分，可用水提取；黄芩苷是黄酮苷类化合物，可用亲水性有机溶剂提取。亲水性有机溶剂类型、提取时间、提取次数等都要进行条件选择才能确定。

②测定方法：选用高效液相色谱法测定金银花所含绿原酸的含量及黄芩中所含有效成分黄芩苷的含量。

③方法学考察：应进行有关含量测定的方法学考察试验，包括线性范围试验、稳定性试验、精密度试验、重现性试验、回收率试验等。

④样品含量测定：在以上优选条件基础上，对三批样品进行含量测定，并制定其含量范围。

3. 乐脉颗粒质量分析方案设计要点

（1）定性鉴别：对方中丹参、川芎、木香进行鉴别，丹参采用丹参酮ⅡA对照品进行对照，川芎、木香采用对照药材进行对照。

（2）检查：应符合现行版《中国药典》中有关颗粒剂的各项检查（检查方法及限度可参看《中国药典》），需检查①粒度；②溶化性；③水分；④装量差异；⑤微生物限度。

（3）含量测定：由于赤芍的有效成分芍药苷较易测定，可测定方中赤芍的有效成分芍药苷的含量，以芍药苷为定量指标。

①供试品制备：芍药苷为萜类成分，可用有机溶剂乙醇提取；乙醇的提取时间、提取次数、提取方法等都要进行条件选择才能确定。

②测定方法：选用高效液相色谱法测定赤芍所含芍药苷的含量。

③方法学考察：应进行有关含量测定的方法学考察试验，包括线性范围试验、稳定性试验、精密度试验、重现性试验、回收率试验等。

④样品含量测定：在以上优选条件基础上，对三批样品进行含量测定，并制定其含量范围。

4. 六味地黄丸质量分析方案设计要点

（1）定性鉴别：①显微鉴别：取本品，置显微镜下观察：淀粉粒三角状卵形或矩圆形，直径 24～40μm，脐点短缝状或人字状。不规则分枝状团块无色，遇水合氯醛液溶化；菌丝无色，直径 4～6μm。薄壁组织灰棕色至黑棕色，细胞多皱缩，内含棕色核状物。草酸钙簇晶存在于无色薄壁细胞中，有时数个排列成行。果皮表皮细胞橙黄色，表面观类多角形，垂周壁略连珠状增厚。薄壁细胞类圆形，有椭圆形纹孔，集成纹孔群。

②薄层鉴别：对方中牡丹皮进行鉴别，采用丹皮对照药材及丹皮酚对照品进行对照，将供试品溶液与对照药材溶液、对照品溶液分别点于同一薄层板上，展开，晾干，经检视，供试品色谱中，分别在与对照药材色谱及对照品色谱相应的位置上，显相同颜色的斑点。

（2）检查：应符合现行版《中国药典》中有关丸剂的各项检查（检查方法及限度可参看《中国药典》），需检查①水分测定；②重量差异；③装量差异；④溶散时限；⑤微生物限度。

（3）含量测定：以方中牡丹皮的有效成分丹皮酚以及山茱萸中熊果酸为定量指标，测定结果应符合现行版《中国药典》要求。

①供试品制备：丹皮酚为挥发性成分，可用水蒸气蒸馏法进行提取，水蒸气蒸馏提取时间、提取次数等都要进行条件选择才能确定；熊果酸是三萜皂苷的皂苷元，具有脂溶性，选用乙醚提取，滤过，回收至干，石油醚除杂，残渣加无水乙醇－氯仿混合液溶解，定容，乙醚提取时间、乙醚用量、石油醚用量、无水乙醇－氯仿的比例等都要进行条件选择才能确定。

②测定方法：丹皮酚的测定采用分光光度法，熊果酸的测定采用薄层扫描法。

③方法学考察：应进行有关含量测定的方法学考察试验，包括线性范围试验、稳定性试验、精密度试验、重现性试验、回收率试验等。

④样品含量测定：在以上优选条件基础上，对三批样品进行含量测定，并制定其含量范围。

5. 四物合剂质量分析方案设计要点

（1）定性鉴别

薄层鉴别：对方中当归、川芎、白芍进行鉴别，当归、川芎采用对照药材进行对照，白芍采用芍药苷对照品进行对照。

（2）检查：应符合现行版《中国药典》中有关合剂的各项检查（检查方法及限度可参看《中国药典》），包括①装量差异；②微生物限度；③相对密度。

（3）含量测定：以方中白芍的有效成分芍药苷为定量指标。

①供试品制备：由于本方为合剂，故可直接加水稀释，进行含量测定，稀释倍数等要进行条件选择才能确定。

②测定方法：选用高效液相色谱法测定白芍所含芍药苷的含量。

③方法学考察：应进行有关含量测定的方法学考察试验，包括线性范围试验、稳定性试验、精密度试验、重现性试验、回收率试验等。

④样品含量测定：在以上优选条件基础上，对三批样品进行含量测定，并制定其含量范围。

6. 护肝品质量分析方案设计要点

（1）定性鉴别

薄层鉴别：对方中五味子、猪胆粉、茵陈进行鉴别，五味子采用五味子乙素为对照品进行对照，猪胆粉采用猪去氧胆酸为对照品进行对照，茵陈采用绿原酸对照品进行对照。

（2）检查：应符合现行版《中国药典》中有关片剂的各项检查（检查方法及限度可参看《中国药典》），需检查①重量差异；②微生物限度；③崩解时限。

（3）含量测定：以方中五味子的有效成分五味子乙素为定量指标。

①供试品制备：五味子乙素具有脂溶性，用正己烷提取，提取液蒸干，加甲醇溶解。正己烷用量、提取时间等要进行条件选择才能确定。

②测定方法：选用高效液相色谱法测定五味子所含五味子乙素的含量。

③方法学考察：应进行有关含量测定的方法学考察试验，包括线性范围试验、稳定性试验、精密度试验、重现性试验、回收率试验等。

④样品含量测定：在以上优选条件基础上，对三批样品进行含量测定，并制定其含量范围。

7. 山楂化滞丸质量分析方案设计要点

（1）定性鉴别

①显微鉴别：取本品，置显微镜下观察。果皮石细胞淡紫红色、红色或黄棕色，类

圆形或多角形，直径约至 125μm。果皮细胞纵列，常有 1 个长细胞与 2 个短细胞相间连接，长细胞壁厚，波状弯曲，木化。内胚乳碎片无色，壁较厚，有较多大的类圆形纹孔。种皮栅状细胞淡棕色或棕色，长 48～80μm。种皮碎片黄色或棕红色，细胞小，多角形，壁厚。

②薄层鉴别：对方中山楂进行鉴别，山楂采用熊果酸对照品进行对照。

（2）检查：应符合现行版《中国药典》中有关丸剂的各项检查（检查方法及限度可参看《中国药典》），需检查①水分测定；②重量差异；③装量差异；④溶散时限。

（3）含量测定：山楂为方中君药，其有效成分为熊果酸，故以熊果酸为定量指标，测定方中熊果酸的含量。其含量测定多用薄层扫描法。

①供试品制备：熊果酸是三萜皂苷的皂苷元，具有脂溶性，选用乙醚提取，滤过，回收至干，石油醚除杂，残渣加无水乙醇－氯仿混合液溶解，定容，乙醚提取时间、乙醚用量、石油醚用量、无水乙醇－氯仿的比例等都要进行条件选择才能确定。

②测定方法：选用薄层扫描法测定山楂所含熊果酸的含量。

③方法学考察：应进行有关含量测定的方法学考察试验，包括线性范围试验、稳定性试验、精密度试验、重现性试验、回收率试验等。

④样品含量测定：在以上优选条件基础上，对三批样品进行含量测定，并制定其含量范围。

8. 麝香祛痛搽剂质量分析要点

（1）定性鉴别

薄层鉴别：对方中樟脑、冰片、薄荷脑进行鉴别，樟脑、冰片、薄荷脑采用樟脑、冰片、薄荷脑对照品进行对照。

（2）检查：应符合现行版《中国药典》中有关搽剂的各项检查（检查方法及限度可参看《中国药典》），需检查①乙醇量；②微生物限度；③装量差异。

（3）含量测定：以方中樟脑为定量指标。由于此种成分具有挥发性，可用气相色谱法测定。气相色谱法具有分离效能高、分析快、灵敏度高的特点。

①供试品制备：樟脑属于单萜类成分，具有脂溶性，搽剂是用乙醇作为溶剂，所以用乙醇稀释制备样品。乙醇用量要进行条件选择才能确定。

②测定方法：选用气相色谱法测定樟脑所含樟脑的含量。

③方法学考察：应进行有关含量测定的方法学考察试验，包括线性范围试验、稳定性试验、精密度试验、重现性试验、回收率试验等。

④样品含量测定：在以上优选条件基础上，对三批样品进行含量测定，并制定其含量范围。

9. 二妙丸的质量分析要点

（1）定性鉴别

①显微鉴别：取本品，置显微镜下观察：草酸钙针晶细小，长 5～32μm，不规则地充塞于薄壁细胞中。黄色纤维大多成束，周围细胞含草酸钙方晶，形成晶纤维，含晶细

胞壁木化，增厚，可见黄色不规则分枝状石细胞。

②薄层鉴别：对方中黄柏进行鉴别，黄柏采用盐酸小檗碱对照品及对照药材进行对照，将供试品溶液、对照品溶液及对照药材溶液分别点于同一薄层板上，展开，晾干，经检视，供试品色谱中，在与对照品色谱及对照药材色谱相应的位置上，显相同颜色的斑点。

（2）检查：应符合现行版《中国药典》中有关丸剂的各项检查（检查方法及限度可参看《中国药典》），需检查①水分测定；②重量差异；③装量差异；④溶散时限；⑤微生物限度。

（3）含量测定：以黄柏中的有效成分盐酸小檗碱为指标进行含量测定，采用薄层扫描法。由于盐酸小檗碱为生物碱类成分，所以用有机溶剂进行提取。

①供试品制备：盐酸小檗碱属生物碱类，可用酸性甲醇提取，提取方法、提取时间等要进行条件考察决定，再用甲醇定容，制成供试品溶液。

②测定方法：盐酸小檗碱具有强烈的荧光，可用薄层扫描法的荧光法测定，方法灵敏度高，操作简便，重现性好。

③方法学考察：应进行有关含量测定的方法学考察试验，包括线性范围试验、稳定性试验、精密度试验、重现性试验、回收率试验等。

④样品含量测定：在以上优选条件基础上，对三批样品进行含量测定，并制定其含量范围。

第十一章　中药分析研究进展 ▷▷▷

重点总结

一、中药过程分析简介

1. 过程分析分类

（1）在线分析法：是利用自动取样和样品预处理装置，将分析仪器与生产过程直接联系起来，实现连续自动分析，包括原位分析和非接触分析。在线分析法能与生产进程同步或几乎同步地给出分析结果，及时反馈信息，是现代制药工业首选分析方法。按测试过程是否连续分为间歇式和连续式。

（2）离线分析法：是制药工业传统分析方式，提供的信息滞后。分为离线分析和现场分析。离线分析即从生产现场采样后将样品带回实验室进行处理和分析。现场分析是将分析仪器置于生产现场，就地取样，就地分析，加快了报告分析结果的速度。但仍不能解决生产的实时控制问题。

2. 过程分析特点　①分析对象的多样性。②样品条件的特殊性。③分析方法的快速性。④监测的动态性和连续运行性。⑤采样的自动化。

3. 中药过程分析方法

（1）过程色谱分析系统：通常为间歇式循环分析，主要通过多柱切换的方法。即每根色谱柱分离几个特定组分，然后对过程控制有用的组分再进一步分析，而不重要的组分则通过色谱柱组合技术予以排除。过程色谱系统主要由取样器、样品预处理装置、流路选择系统、分析单元（包括进样器、色谱柱和检测器）和程序控制单元组成。

（2）在线紫外－可见光谱法：该方法首先应建立操作单元正常反应的紫外－可见吸收光谱分析模型。然后通过观察样品的吸收光谱的形状和一定波长处的吸光度值来判断反应的起始、反应进行的程度和反应的终止。在过程分析中有时不需标准物质，只需通过观察特定波长处吸光度值的增加、减小和变化趋势，而对反应过程做出相应的判断。在线紫外－可见分光光度计与分析型紫外－可见分光光度计基本相同，只是将样品池改为流通池，专门用于液体样品的分析。

（3）在线近红外光谱法

1）在线近红外光谱法：是通过测定物质在近红外光谱区（波长 780～2526nm）的

特征光谱并利用适宜的化学计量学方法提取相关信息后，对被测物质进行定性、定量分析的一种方法。仪器组成主要包括光谱仪、自动取样系统、测样装置、样品预处理系统和数控系统等部分。

2）在线近红外光谱法的特点：①分析对象广泛，样品一般无需预处理。②可使用光纤传输信号。③无损的分析技术。④分析快速简便，定量精密度较高。⑤分析效率高，测试重现性好。⑥灵敏度相对较低，检测限一般为 0.1%，只能做常量分析。它是一种间接分析技术，分析结果的准确性与模型建立的质量和模型的合理使用有很大关系。

3）在线近红外光谱分析基本流程：①收集校正样本。②测定校正样本基础数据。③光谱预处理。④建立 NIRS 校正模型。⑤校正模型适用性评价。⑥样品分析。

4）在线近红外光谱法在中药过程检测中的应用：用于中药的质量分析、提取过程、浓缩过程、纯化过程、制粒和干燥过程、混合过程、包衣过程。

二、中药生物评价方法简介

1. 中药生物活性测定法 是从中药质量评价理念出发，以药物的药理作用为基础，以生物统计为工具，运用特定的实验设计在一定条件下比较供试品和相当的标准品或对照品所产生的特定反应，通过等反应剂量间比例运算或限值剂量引起的生物反应程度，从而测定供试品的效价，生物活性或杂质引起的毒性。该方法适用于所有中药，特别是对组成复杂、理化方法不能测定其含量或理化测定不能反映其临床生物活性的中药尤其适合。

2. 中药生物活性测定的基本原则

（1）符合药理学研究基本原则：建立的生物活性测定方法应符合药理学研究随机、对照、重复的基本原则；具备简单、精确的特点；应有明确的判断标准。

（2）体现中医药特点：鼓励应用生物活性测定方法探索中药质量控制，拟建立的方法的测定指标应与该中药的"功能主治"相关。

（3）品种选择合理：拟开展生物活性测定研究的中药材或中药制剂应功能主治明确，其中，优先考虑适应证明确的品种，对中药注射剂、急重症用药等应重点进行研究。

（4）方法科学可靠：优先选用生物效价测定法，不能建立生物效价测定的品种可考虑采用生物活性限值测定法，待条件成熟后再进一步研究。

3. 生物测定方法的分类与特点 中药生物活性测定方法分为生物效价测定法（量反应法）和生物活性限值测定法（半定量法或质反应法）。前者在一定剂量范围内，作用趋势一致，量效关系较明显，更易于量化评价；后者多用于达到某一特定值（给药量）条件下才出现的某效应（如出现凝集、死亡、惊厥等）的评价，属于半定量或定性的范畴。

4. 中药生物活性测定方法设计的基本内容 中药生物活性测定的质量控制方法应设计以下基本内容：实验方法的原理和观察指标、试验体系、观察测定指标及其测定方法、对照设置、剂量设计和结果计算、试验有效性和结果判断。中药的生物活性测定，应结合具体问题具体分析，不同的试验设计要求不同（参照现行版《中国药典》四部指导原则）。

5. 中药生物活性测定方法学验证的基本要求 ①测定方法影响因素考察；②精密度考察；③方法适用性考察（参照现行版《中国药典》四部指导原则）。

三、中药综合分析研究方法简介

1. 中药谱效关系研究

（1）中药谱效关系研究基本思路：是在采用各种分析方法建立中药指纹图谱的基础上，将此标示中药化学物质群特征峰的中药指纹图谱与药效结果相对应，将其中化学成分的变化与中药药效结果相联系，以完整的"谱"表征整体的"效"，建立一种能在一定程度上表征中药药效物质基础的综合质量评价方法。研究过程通常包括：①采用多种分析方法构建中药指纹图谱，并对图谱标示的成分进行分析；②建立适合的药效评价模型，获取药效学数据；③在上述基础上，采用数据处理技术将指纹图谱数据和药效学数据进行关联，并结合中医药专业知识，建立有意义的谱效关系。

（2）中药谱效关系研究一般方法

1）中药指纹图谱的构建：在谱效关系研究中，色谱法为主要方法，常用高效液相色谱法（HPLC）、气相色谱法（GC）及色谱 – 质谱联用技术。当中药化学物质体系比较复杂，单张化学指纹图谱难以完整地反映出中药产品的化学组成特征时，可考虑采用"多元指纹图谱"和"多源指纹图谱"。

2）药效学研究：应根据中药及其制剂临床适应证和所涉及的相关作用靶位或靶点，从整体、器官、细胞和分子生物学等不同层次和水平展开，寻找能够比较准确反映中药药效及功能主治，并具备快速、准确、样品用量小的活性筛选指标，建立中药体内外多指标药效检测方法。

3）数学模型的建立：可利用多种分析仪器联用的方法，获取多维指纹图谱数据。常用的数据处理方法主要有：①相关分析；②聚类分析；③回归分析（包括普通多元回归分析和偏最小二乘回归分析）；④灰色关联度分析法；⑤图谱比对方法及其他数据处理方法，如主成分分析法、神经网络法等也常用于谱效关系研究。

2. 定量指纹图谱 指纹图谱结合多指标成分定量分析的中药质量控制方法是将化学指纹图谱的全面指认与多指标成分的定量分析相结合的研究方法，该法同时包含指纹图谱的定性和指标成分的定量功能，在一定程度上达到对中药进行全面有效质量控制的目的。

（1）定量指纹图谱研究基本思路及一般方法：按照药材来源、药效功能和化学结构等把中药复杂分析体系中的大量组成系统分成若干类"有效组分",每类"有效组分"代表一定药效性质或质量特征,在此基础上进行指纹图谱全面指认与多指标成分定量分析研究。其研究方法为指纹图谱的构建及色谱峰的指认和多指标成分定量分析。

(2)"量-效"指标质量控制模式及一般方法:建立基于目标成分"敲除/敲入"的中药谱效关系与量效关系研究模式,"敲出"得到目标组分,辨识可代表该中药药效的关键药效组分及主要药效组分(药效相关组分);利用"敲入"建立目标成分的"量-效(毒)"关系。其方法为药效成分的确定和"量-效"关系与质量控制标准确定。

3. "等效成分群"质量控制模式

(1)"等效成分群"质量控制模式基本思路:紧扣"成分-药效-质量"三要素,以成分为中心、以药效为重心、以质量为核心,建立基于中药作用特点的"等效成分群迭代反馈筛选策略",根据成分(群)与中药整体的活性差异,评估"部分"对"整体"的贡献,直至发现能表征原中药或复方药效的"等效成分群",以"等效成分群"作为中药药效成分标示量,进而构建基于"等效成分群"的中药现代质量标准模式。

(2)"等效成分群"质量控制模式的一般方法

1)"等效成分群"的发现和评价:①应用色谱、光谱技术,对中药(复方)的整体化学成分群进行表征和鉴定,实现其全成分指纹图谱各峰的精准定位;②依据化学成分的靶标亲和力、化学结构、极性、含量等标准选择候选等效成分群,精准定向、自动无损捕获目标候选等效成分群,同时往返收集除候选等效成分群的剩余;③选取对应病证的药效"金标准",结合不同层次的体外、体内多种药理模型及系统生物学方法,综合进行药效表征;④建立药效等效性评价模型,将候选等效成分群与原中药复方进行等效性评估,若候选等效成分群不能与原中药(复方)达到等效,则重新调整候选等效成分集合,直至发现"等效成分群"。

2)中药"等效成分群"的含量范围:如果"等效成分群"中成分个数较少($n <$ 5),可进一步借助数理统计辅助分析,确定"等效成分群"的最优含量范围;如果"等效成分群"中成分个数较多($n > 5$),可进一步优化研究,分层次简化,从同类到异类、从单类到多类分级逐层研究。

习 题

一、单项选择题

1. 使真正的实时分析成为可能的分析方法是(　　)

    A. 间歇式分析　　　　　　　　B. 离线分析

    C. 现场分析　　　　　　　　　D. 连续式在线分析

2. 过程色谱分析系统通常为(　　)

A. 间歇式循环分析　　　　　B. 连续式循环分析

C. 离线分析　　　　　　　　D. 现场分析

3. 在线紫外－可见光谱法中，如果待测组分需经显色反应进行比色测定，则在取样器和分光光度计之间要增加一个（　　　）

A. 流通池　　　　　　　　　B. 反应池

C. 色散元件　　　　　　　　D. 光检验元件

4. 在线近红外光谱法的检测限一般为（　　　）

A. 1.0%　　　　　　　　　　B. 0.1%

C. 0.01%　　　　　　　　　 D. 0.001%

5. 近红外光谱区的范围是（　　　）

A. 780～2526nm　　　　　　 B. 4000～400cm^{-1}

C. 40～1000μm　　　　　　　D. 以上均不对

6. 为了使校正模型的预测值与标准对照方法分析值之间的相关性越强，校正模型相关系数 R^2 应（　　　）

A. 尽量接近0　　　　　　　 B. ＞1

C. 尽量接近1　　　　　　　 D. ＜0

7. 生物活性限值测定法是一种（　　　）

A. 重量分析　　　　　　　　B. 量反应法

C. 半定量法或质反应法　　　D. 定量法

8. 在其他成分（如杂质、降解产物、辅料等）可能存在的情况下，采用的方法能正确测定出被测物的特性的，称为（　　　）

A. 重复性　　　　　　　　　B. 重现性

C. 排他性　　　　　　　　　D. 专属性

9. 下列不是生物活性测定所用的体系载体所必须具备的（　　　）

A. 耐受范围广　　　　　　　B. 背景资料清楚

C. 影响因素少　　　　　　　D. 成本低且简单易行

10. 在剂量设计过程中，整体动物试验剂量按公斤体重计算不应超过人临床剂量的（　　　）

A. 5倍　　　　　　　　　　 B. 10倍

C. 20倍　　　　　　　　　　D. 30倍

11. 中药生物活性测定的方法学验证内容包括（　　　）

A. 测定方法影响因素　　　　B. 精密度

C. 方法适用性　　　　　　　D. 以上均要考察

12. 按拟采用的生物活性测定方法和剂量，对产品进行内部质量控制测定所用样品的批次是（　　　）

A. 3 批　　　　　　　　　　　B. 5 批

C. 10 批　　　　　　　　　　 D. 20 批

13. 下列不是中药指纹图谱所具有的特性的是（　　）

  A. 整体性　　　　　　　　　　B. 良好的再现性

  C. 宏观性　　　　　　　　　　D. 模糊性

14. 基于色谱法构建的指纹图谱能直观体现中药的（　　）

  A. 化学成分特征　　　　　　　B. 形态特征

  C. 基因特征　　　　　　　　　D. 以上均不对

15. 指纹图谱中为更好地表现中药的特性以及共性，将多张反映药品若干部分化学组成特征的指纹图谱组合在一起共同表征药品完整的化学组成特征的图谱称为（　　）

  A. 多元指纹图谱　　　　　　　B. 多源指纹图谱

  C. DNA 指纹图谱　　　　　　 D. 基因组学指纹图谱

16. 指纹图谱中，通过使用不同仪器分析方法（检测器）来获取药品多方面化学信息的图谱是（　　）

  A. 多元指纹图谱　　　　　　　B. 多源指纹图谱

  C. 蛋白组学指纹图谱　　　　　D. DNA 指纹图谱

17. 下列可以在已建立的指纹图谱中对指纹峰进行指认的技术是（　　）

  A. UV-Vis　　　　　　　　　　B. IR

  C. HPCE　　　　　　　　　　 D. LC-MS

18. 可识别出中药中生物活性或药效物质基础的技术是（　　）

  A. "敲入"　　　　　　　　　　B. "敲出"

  C. 混加　　　　　　　　　　　D. 移行

19. 为确定最小有效用量及最大安全用量，建立中药中有效/毒性成分的"量－效（毒）关系"的技术是（　　）

  A. "敲入"　　　　　　　　　　B. "敲出"

  C. LC-MS　　　　　　　　　　D. GC-MS

20. 通过无破坏、无残留地快速分离纯化技术，富集目标成分，同时收集敲除该目标成分后的剩余萃取物为（　　）

  A. 试剂空白样品　　　　　　　B. 试样空白样品

  C. 目标成分阴性样品　　　　　D. 阳性样品

二、多项选择题

1. 在线分析仪器也称流程分析仪器或过程分析仪器，通常包括（　　）

  A. 取样装置与预处理系统　　　B. 检测器系统

  C. 信号处理系统　　　　　　　D. 整机自动控制系统

E. 以上都不是

2. 过程分析的特点有（　　　）

A. 分析对象的多样性　　　　　　　B. 样品条件的特殊性

C. 分析方法的快速性　　　　　　　D. 采样的自动化

E. 监测的动态性和连续运行性

3. 中药复杂过程分析常用的仪器有（　　　）

A. 水分分析仪　　　　　　　　　　B. 在线高效液相色谱仪

C. pH 计　　　　　　　　　　　　D. 在线近红外光谱仪

E. 在线紫外 - 可见分光光度计

4. 气相过程色谱常用的检测器有（　　　）

A. 热导检测器　　　　　　　　　　B. 紫外检测器

C. 氢焰离子化检测器　　　　　　　D. 电子捕获检测器

E. 氮磷检测器

5. 在线近红外光谱法的特点有（　　　）

A. 分析对象广泛　　　　　　　　　B. 无损的分析

C. 分析快速简便　　　　　　　　　D. 分析效率高

E. 可使用光纤传输信号

6. 中药生物活性测定法对生物活性测定所用的体系选择要求有（　　　）

A. 背景资料清楚　　　　　　　　　B. 影响因素少

C. 成本低且简单易行　　　　　　　D. 与测定指标不相关

E. 必须常用整体动物试验

7. 中药生物活性测定方法学验证考察各种影响因素，是为了保证中药生物活性测定试验方法的（　　　）

A. 精密度　　　　　　　　　　　　B. 专属性

C. 准确性　　　　　　　　　　　　D. 稳定性

E. 耐用性

8. 中药生物活性测定法在模型特别稳定的情况下，最少所需要设立对照组有（　　　）

A. 阴性对照　　　　　　　　　　　B. 阳性对照

C. 空白对照　　　　　　　　　　　D. 试样对照

E. 以上都不是

9. 中药生物活性测定的基本原则有（　　　）

A. 符合药理学研究基本原则　　　　B. 体现中医药特点

C. 品种选择合理　　　　　　　　　D. 方法科学可靠

E. 以上都不是

10. 中药的功效是所含成分整体作用的体现，综合作用的结果反映（　　）

    A. 多成分　　　　　　　　　　B. 多靶点

    C. 多途径　　　　　　　　　　D. 单一成分

    E. 以上都是

11. 药效学研究应当根据中药及其制剂临床适应证和所涉及的相关作用靶位或靶点，从（　　）水平展开

    A. 整体　　　　　　　　　　　B. 器官

    C. 细胞　　　　　　　　　　　D. 基因表达

    E. 蛋白表达

12. 为鉴定出中药指纹图谱中的化学组分，可运用的技术有（　　）

    A. HPCE　　　　　　　　　　B. LC-MS

    C. LC-NMR　　　　　　　　　D. GC-MS

    E. UV

13. 目标成分的敲出，采取的分离纯化技术，应具备的特点有（　　）

    A. 关联好　　　　　　　　　　B. 操作便捷

    C. 无破坏　　　　　　　　　　D. 无残留

    E. 快速

14. 生物等效性试验结果可能包括（　　）

    A. 目标成分与药效有直接或必然联系

    B. 目标成分与药效没有直接或必然联系

    C. 目标成分为药效相关成分之一

    D. 目标成分与药效是否有相关无法确定

    E. 以上都是

15. "等效成分群"质量控制模式的基本思路有（　　）

    A. 以成分为中心

    B. 以药效为重心

    C. 以质量为核心

    D. 建立具有普适性的"等效成分群迭代反馈筛选策略"

    E. 构建基于"等效成分群"的中药现代质量标准模式

三、填空题

1. 按照分析操作程序的不同，过程分析可分为＿＿＿＿和＿＿＿＿两大类。其中，＿＿＿＿法能与生产进程同步或几乎同步地给出分析结果，及时反馈信息，是现代制药工业首选分析方法。

2. 离线分析法的分析结果都只能说明生产过程"过去"某一时间的状况，提供的

是_____。离线分析法分为_____和_____。

3. 在线分析仪器也称流程分析仪器或过程分析仪器，通常由取样装置与预处理系统、_____、_____、结果输出系统、_____五部分组成。

4. 在过程色谱中为提高分离能力，缩短分析周期。根据使用目的，色谱柱可分为_____、保留柱、_____和_____。

5. 中药生物活性法测定的基本原则为_____、_____、_____、_____。

6. 生物活性测定法按测定方法和指标大致可分为_____和_____。

7. 在中药中_____，_____，但是确有_____情况下，生物检测方法结合化学测定可以更全面的评价中药的质量。

8. 中药生物活性测定所涉及的体系载体，包括_____、_____、_____、_____、受体、离子通道和酶等。

9. 中药生物活性检测若采用实验动物，应说明种属、品系、_____和_____。如为其他试验系统，则应就系统的_____、_____和重复性，以及背景资料进行说明。

10. 中药指纹图谱具有整体、_____和_____分析等特点，在鉴别中药_____、评价其质量_____以及中药产品_____方面成为一种切实可行的质量评价模式。

11. 当中药化学物质体系比较复杂，单张化学指纹图谱难以完整地反映中药产品的化学组成特征时，通过建立_____和_____能完整地表征复杂物质体系的整体化学特征。

12. 在指纹图谱研究基础上，依据_____、工艺特点、_____、安全性要求等，综合考虑其主要_____、_____、_____、处方中大多数药味的提取工艺影响等情况，选择多指标成分进行定量分析。

13. 定量指纹图谱研究的一般方法：①指纹图谱的_____及_____的指认。②_____定量分析。

14. "量－效"关系与质量控制标准确定：①_____与量－效关系表达。②基于目标成分_____的方药质量控制标准限量的确定。

15. 对中药"等效成分群"进行量化，即将中药"等效成分群"中各成分的含量控制在一定的比例范围之内，以保证整体药效稳定在_____、_____。

四、名词解释

1. 过程色谱

2. 近红外光谱

3. 指纹图谱

4. 定量指纹图谱

5. 生物活性测定法

6. 生物测定方法专属性

7. 中药谱效关系

8. 系统分层筛选

五、简答题

1. 简述中药过程分析的意义。

2. 简述过程色谱系统仪器的组成。

3. 简述在线紫外 – 可见光谱法用于反应过程监测的步骤。

4. 简述过程分析中近红外光谱法的特点。

5. 简述中药生物活性测定在药品质量控制的根本目的。

6. 简述生物检定的有效测量所需建立的假设基础。

7. 简述中药谱效关系研究基本思路。

8. 简述中药谱效关系研究过程。

9. 简述在定量指纹图谱研究中有效成分尚不明确的中药的基本研究思路。

10. 简述等效成分群质量控制模式的基本思路。

六、论述题

1. 试述在线近红外光谱法在中药过程检测中的应用。

2. 试述中药质量生物测定方法与药理学实验方法的区别。

3. 试述中药谱效关系研究的一般方法。

4. 试述传统的指标成分定量质控方法与定量指纹图谱质控方法的区别。

参考答案

一、单项选择题

1. D　2. A　3. B　4. B　5. A　6. C　7. C　8. D　9. A　10. D
11. D　12. C　13. B　14. A　15. A　16. B　17. D　18. B　19. A　20. C

二、多项选择题

1. ABCD　2. ABCDE　3. BDE　4. ACD　5. ABCDE　6. ABC　7. BC　8. AC
9. ABCD　10. ABC　11. ABCDE　12. BCD　13. CDE　14. ABC　15. ABCDE

三、填空题

1. 在线分析法；离线分析法；在线分析法

2. 滞后信息；离线分析；现场分析

3. 检测器系统；信号处理系统；整机自动控制系统

4. 分离柱；储存柱；选择柱

5. 符合药理学研究基本原则；体现中医特点；品种选择合理；方法科学可靠

6. 生物效价测定法；生物活性限值测定法

7. 成分不清楚；物质基础不明确；明确的疗效

8. 整体动物；离体器官和组织；细胞；亚细胞器

9. 性别；年龄；敏感度；灵敏度

10. 宏观；模糊；真伪；一致性；稳定性

11. 多元指纹图谱；多源指纹图谱

12. 中药组方规律；临床功效；活性成分；特征成分；毒性成分

13. 构建；色谱峰；多指标成分

14. 目标成分的敲入；最小有效用量和最大安全用量

15. 最优范围；波动较小

四、名词解释

1. 过程色谱是用于工业生产过程分析的色谱。

2. 近红外光谱主要是由分子振动的非谐振动使分子振动从基态向高能级跃迁时产生的，反映的是含氢基团 C—H、O—H、N—H、S—H、P—H 振动的倍频和合频。近红外光谱区波长为 780～2526nm 的区域，通过扫描样品的近红外光谱，可以得到样品中有机分子含氢基团的特征信息。

3. 指纹图谱是指某些中药材或中药制剂经适当处理后，采用一定的分析手段，得到的能够标示其化学特征的色谱图或光谱图。

4. 定量指纹图谱是指纹图谱结合多指标成分定量分析的中药质量控制方法，是将化学指纹图谱的全面指认与多指标成分的定量分析相结合的研究方法，该法同时包含指纹图谱的定性和指标成分的定量功能。

5. 生物活性测定法是从中药质量评价理念出发，以药物的药理作用为基础，以生物统计为工具，运用特定的实验设计在一定条件下比较供试品和相当的标准品或对照品所产生的特定反应，通过等反应剂量间比例的运算或限值剂量引起的生物反应程度，从而测定供试品的效价、生物活性或杂质引起的毒性。

6. 生物测定方法专属性是指在其他成分（如杂质、降解产物、辅料等）可能存在的情况下，采用的方法能正确测定出被测物的特性，这里的特性在中药质量生物测定中系指能引起某种与中药功效相关的药理作用的属性。

7. 中药谱效关系是指中药指纹图谱表征的化学成分与药效之间的相互关系。

8. 系统分层筛选法是指采用溶剂系统分离法结合药效学试验，初步确定可代表整体方药药效的有效萃提物的方法。

五、简答题

1. 对保证中药产品质量稳定均一、避免废品与损失、缩短生产周期、提高生产效率、保证设备安全、节省资源、降低能耗、降低生产成本、减少污染、减小生产中的人为因素、降低生产风险和提高管理效率具有一定意义。

2. 主要由取样器、样品预处理装置、流路选择系统、分析单元（包括进样器、色谱柱和检测器）和程序控制单元组成。

3. 首先应建立操作单元正常反应的紫外－可见吸收光谱分析模型。然后通过观察样品的吸收光谱形状和一定波长处的吸光度值来判断反应的起始、反应进行的程度和反应的终止。

4. ①分析对象广泛，样品一般无需预处理。②可使用光纤传输信号。③无损的分析技术。④分析快速简便，定量精密度较高。⑤分析效率高，测试重现性好。⑥灵敏度相对较低，检测限一般为0.1%，只能做常量分析。它是一种间接分析技术，分析结果的准确性与模型建立的质量和模型的合理使用有很大关系。

5. 目的是控制药物的生物活性和毒性，保证临床用药的安全性和有效性。

6. 假设1：标准物质与被测样品是同质的，至少应认为被测样品是标准物质稀释或浓缩的倍数。假设2：规定的生物试验方法中的生物效应指标，是测量相当于标准物质中的目标物或相似物。假设3：标准物质与供试品所用的剂量符合实验设计的要求。

7. 是在采用各种分析方法建立中药指纹图谱的基础上，将此标示中药化学物质群特征峰的中药指纹图谱与药效结果相对应，将其中化学成分的变化与中药药效结果相联系，以完整的"谱"表征整体的"效"，建立一种能在一定程度上表征中药药效物质基础的综合质量评价方法。

8. 通常包括三个方面：①采用多种分析方法构建中药指纹图谱，并对图谱标示的成分进行分析；②建立适合的药效评价模型，获取药效学数据；③在上述基础上，采用数据处理技术将指纹图谱数据和药效学数据进行关联，并结合中医药专业知识，建立有意义的谱－效关系。

9. 首先进行药理药效学研究，对有效部位分离纯化得到的主要化学成分，确定其与药效相关的主要活性成分后，进行化学指纹图谱、体内代谢指纹图谱研究，采用联用技术选择多指标成分进行定量分析。

10. 以等效成分群为标示量的中药质量控制体系的基本思路是紧扣"成分－药效－质量"三要素，以成分为中心、以药效为重心、以质量为核心，建立基于中药作用特点的"等效成分群迭代反馈筛选策略"，以"等效成分群"作为中药药效成分标示量，进而构建基于"等效成分群"的中药现代质量标准模式。

六、论述题

1. 目前，在线近红外检测技术在中药制剂生产各环节中的应用主要包括以下方面。①中药的质量分析：通过适当校正样本建立起数学模型，应用优化后的数学模型和未知样品的近红外光谱，快速、非破坏性地测定有效成分或指标成分的含量。②提取过程：中药提取过程实时监测提取液中目标成分的变化，与事先建立的提取终止模型数据比较，进而判断提取时间及提取次数等。③浓缩过程：通过检测水分（溶剂）或目标成分浓度、密度等，从而对浓缩过程终点做出即时判断。④纯化过程：实时监测流出液中目标成分变化情况，控制流动相和洗脱液的切换及终止洗脱，并能减少杂质引入量，以最小溶剂使用量和最短洗脱时间获得最大量为目标收集成分。⑤制粒和干燥过程：在线监测制粒过程中颗粒的水分含量。⑥混合过程：利用近红外光反射和透射等形式可监测粉末、浸膏等中药半成品混合的均匀程度。⑦包衣过程：可使用带光纤探头的 NIR 漫反射光谱仪 PLSR 模式对片剂包衣层进行检测。

2. 中药质量生物测定方法不等同于一般的药理学实验方法，须具备定量药理学与药检分析的双重属性和要求。一般来说，药理学实验方法主要是重现其趋势和规律，重在证实试验结果与对照组比较是否有统计学意义；而药检分析则要求重现试验数据的绝对值，但允许有一定的误差范围。中药质量生物测定方法学考察应包括试验设计、量化指标、剂间距、分组、对照、可靠性检验等定量药理学的内容，还包括线性范围、精密度、重复性、回收率等药物分析的内容。

3. （1）中药指纹图谱的构建：中药谱效关系研究的基础是建立中药指纹图谱。由于色谱法是一种集分离分析为一体的方法，基于色谱方法构建的指纹图谱能够较直观地体现中药所含化学成分（种类、个数和含量），且色谱峰面积在一定程度上体现了成分与药效之间的"量效关系"，在谱效关系研究中被广泛采用，方法主要包括高效液相色谱法（HPLC）、气相色谱法（GC）及色谱－质谱联用技术。当中药化学物质体系比较复杂，单张化学指纹图谱难以完整地反映中药产品的化学组成特征时，可考虑采用将多张反映药品若干部分化学组成特征的指纹图谱组合在一起共同表征药品完整化学组成特征的"多元指纹图谱"和侧重使用不同仪器分析方法（检测器）来获取样品多种化学信息的"多源指纹图谱"，通过综合多种仪器分析方法，建立信源不同、信息互补的多张指纹图谱，以便完整地表征复杂物质体系的整体化学特征。

（2）药效学研究：中药谱效关系研究的关键是建立能达到一定通量、符合和体现中医药理论的多指标药效检测方法。药效学研究应当根据中药及其制剂临床适应证和所涉及的相关作用靶位或靶点，从整体、器官、细胞和分子生物学等不同层次和水平展开，寻找能够比较准确地反映中药药效及功能主治，并具备快速、准确、样品用量小特点的活性指标，建立中药体内外多指标药效检测方法。为了提高药效检测的通量，可以考虑引入系统生物学等研究手段，探索建立基于体外细胞模型、计算模型的多指标药效检测方法，并采用整体动物模型对谱效关系辨识结果进行验证。

（3）数学模型的建立：随着现代仪器分析技术的迅猛发展，可利用多种分析仪器联用的方法，获取多维指纹图谱数据。这些海量数据与中药药效之间的关系，需采用专门的数据筛选、统计及信息学方法来实现。实验数据的筛选、统计和分析已有很多数学模型及方法，目前在中药谱效关系研究中常用的数据处理方法主要有：①相关分析；②聚类分析；③回归分析（包括普通多元回归分析和偏最小二乘回归分析）；④灰色关联度分析法；⑤图谱比对方法及其他数据处理方法，如主成分分析法、神经网络法等也常用于谱效关系研究。

（4）传统的指标成分定量质控方法与定量指纹图谱质控方法的区别：传统的指标成分定量质量控制方法仅仅测定中药材或中药制剂中1~2种有效成分（或指标成分），有时因为缺乏相应的理论指导和化学成分及药效药理研究基础，所测定的有效成分（指标成分）的专属性和系统性不能保证，难以对药材或制剂的特性有一个全面的描述，无法很好地控制产品质量。指纹图谱结合多指标成分定量分析的中药质量控制方法是将化学指纹图谱的全面指认与多指标成分的定量分析相结合，该法同时包含指纹图谱的定性和指标成分的定量功能，在一定程度上达到对中药进行全面有效质量控制的目的。